LA PRATIQUE

DES MALADIES DU LARYNX

DU NEZ ET DES OREILLES

DANS LES HOPITAUX DE PARIS

AIDE-MÉMOIRE ET FORMULAIRE

DE THÉRAPEUTIQUE APPLIQUÉE

PAR

Le Professeur PAUL LEFERT

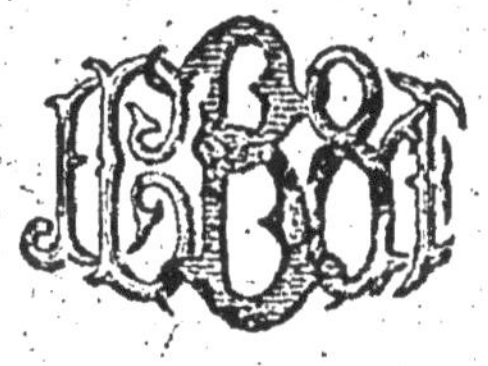

PARIS

LIBRAIRIE J.-B. BAILLIÈRE ET FILS

Rue Hautefeuille, 19, près le boulevard Saint-Germain

1896

Tous droits réservés.

MANUEL DU MÉDECIN PRATICIEN
Par le Professeur **Paul LEFERT**
Collection nouvelle, 14 volumes in-18, cartonnés.
Prix de chaque volume : 3 fr.

La pratique journalière de la médecine dans les hôpitaux de
Paris (Maladies microbiennes et parasitaires. — Intoxications. —
Affections constitutionnelles). 1895. 1 vol. in-18, 300 p., cart.   3 fr.
La pratique journalière de la chirurgie dans les hôpitaux de
Paris. 1894, 1 vol. in-18, 324 pages, cart.............. 3 fr.
La pratique gynécologique et obstétricale dans les hôpitaux de
Paris. 1896, 2 vol. in-18, 308 pages, cart. Prix de chaque.. 3 fr.
La pratique dermatologique et syphiligraphique dans les hôpi-
taux de Paris. 1894, 1 vol. in-18, cart.............. 3 fr.
La pratique des maladies des enfants dans les hôpitaux de Paris.
1894. 1 vol. in-18, 300 pages, cart.................. 3 fr.
La pratique des maladies du système nerveux dans les hôpitaux
de Paris. 1894, 1 vol. in-18, cart.................. 3 fr.
La pratique des maladies de l'estomac et de l'appareil digestif
dans les hôpitaux de Paris. 1894, 1 vol. in-18, 288 p., cart. 3 fr.
La pratique des maladies des poumons et de l'appareil respira-
toire dans les hôpitaux de Paris. 1894, 1 vol. in-18, cart. 3 fr.
La pratique des maladies du cœur et de l'appareil circulatoire
dans les hôpitaux de Paris. 1895, 1 vol. in-18, 300 p., cart. 3 fr.
La pratique des maladies des voies urinaires dans les hôpitaux
de Paris. 1895, 1 vol. in-18, 288 pages, cart............. 3 fr.
La pratique des maladies des yeux dans les hôpitaux de Paris.
1895, 1 vol. in-18, 288 p., cart..................... 3 fr.
La pratique des maladies de la bouche et des dents dans les
hôpitaux de Paris. 1895, 1 vol. in-18, 288 p., cart....... 3 fr.
La pratique des maladies du larynx, du nez et des oreilles dans
les hôpitaux de Paris. 1895, 1 vol. in-18, 288 p., cart... 3 fr.

M. le professeur P. Lefert a réuni sous un petit volume un nombre
considérable de faits ; par leur choix et leur disposition, il
a rempli une triple indication :

1° Fournir au médecin éloigné des grands centres hospitaliers un
guide sûr qui, par la facilité des recherches et la simplicité de
l'exposition, lui permette de trouver rapidement la solution des
difficultés qu'il a à surmonter, en s'appuyant sur les conseils de
maîtres dont le nom fait autorité ;

2° Donner au médecin instruit un moyen de se remémorer les en-
seignements reçus dans les hôpitaux ;

3° Permettre de se rendre compte de l'état d'une question par l'exposé simple, mais complet, des opinions émises sur ce sujet, et connaître l'opinion de tel ou tel médecin sur la question à étudier,
grâce à la disposition donnée aux tables des matières et des auteurs.

Le nombre des sujets traités fait du *Manuel du médecin praticien*
une véritable encyclopédie. Chaque volume renferme, sur les cas les
plus nouveaux et les plus variés, plus de 400 consultations claires,
précises, disant sous une forme résumée tout ce qu'il est important
d'avoir présent à la mémoire.

Cette collection est appelée à rendre de grands services, au point
de vue pratique et scientifique.

LA PRATIQUE

DES MALADIES DU LARYNX

DU NEZ ET DES OREILLES

DANS LES HOPITAUX DE PARIS

BONNAFONT (J.-P.) — **Traité théorique et pratique des maladies de l'oreille et des organes de l'audition.** 2e *édition*, 1 vol. in-8, avec 43 figures. . . . . 10 fr.

BROWNE (Lennox). — **Traité des maladies du larynx, du pharynx et des fosses nasales,** traduit par le Dr Aigre. Préface par le Dr Gougueuheim, médecin de Lariboisière, 1891. 1 vol. in-8, de 650 p. avec 212 figures et pl. col . . . . 12 fr.

CHEVALLET. — **Traitement des fractures du nez par l'appareil plâtré.** 1 vol. gr. in-8, 67 pages et 3 planches. . . 2 fr.

COLLET (J.). — **Étude sur les végétations adénoïdes du pharynx nasal.** 1886, 1 vol. gr. in-8, 100 pages . . . . 2 fr.

CZERMAK (J.-N.). — **Du laryngoscope** et de son emploi en physiologie et en médecine. 1 vol. in-8, avec 2 planches et 31 figures. . . . . 3 fr. 50

FERROUD (P.). — **L'intubation du larynx** chez l'enfant et chez l'adulte. 1894, 1 vol. gr. in-8. . . . . 3 fr. 50

GELLÉ (E.). — **Précis des maladies de l'oreille,** comprenant l'anatomie, la physiologie, la pathologie, la thérapeutique, la prothèse, l'hygiène, la médecine légale, la surdité et la surdi-mutité, les maladies du pharynx et des fosses nasales. 1 vol. in-8 de 788 pages, avec 157 figures . . . . 9 fr.

LABIT (G.). — **Diagnostic des affections de l'oreille.** 1893, 1 vol. gr. in-8, 115 pages. . . . . 3 fr

MANDL (L.). — **Hygiène de la voix parlée ou chantée,** suivie du formulaire pour le traitement des affections de la voix. 1 vol. in-16 de 320 pages . . . . 3 fr. 50

RIANT. — **Hygiène des orateurs,** hommes politiques, magistrats, avocats, prédicateurs, professeurs, artistes et des personnes destinées à parler en public. 1 vol. in-16 de 276 pages. . . . . 3 fr. 50

ROBIN (Albert). — **Des affections cérébrales consécutives aux lésions non traumatiques du rocher** et de l'appareil auditif. In-8, 160 pages . . . . 3 fr. 50

SCHWARTZ (Ed.). — **Des tumeurs du larynx.** 1 vol. gr. in-8, 294 p. avec figures. 6 fr.

SESTIER. — **Traité de l'angine laryngée œdémateuse.** 1 vol. in-8 . . . . 7 fr. 50

TROUSSEAU et BELLOC (H.). — **Traité pratique de la phtisie laryngée,** de la laryngite chronique et des maladies de la voix. 1 vol. in-8, avec 9 planches, figures noires. . . . . . . 7 fr.
— Figures coloriées . . . . 10 fr.

TURCK (Ludwig). — **Méthode pratique de laryngoscopie.** 1 vol. in-8, avec 1 pl. et 20 figures. . . . . 3 fr. 50

LA PRATIQUE
DES MALADIES DU LARYNX
DU NEZ ET DES OREILLES

DANS LES HOPITAUX DE PARIS

AIDE-MÉMOIRE ET FORMULAIRE

DE THÉRAPEUTIQUE APPLIQUÉE

PAR

Le Professeur **PAUL LEFERT**

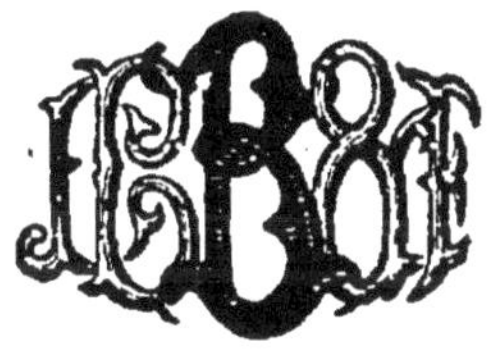

PARIS

LIBRAIRIE J.-B. BAILLIÈRE ET FILS

Rue Hautefeuille, 19, près le boulevard Saint-Germain

1896

Tous droits réservés.

PRÉFACE

Il nous a paru qu'il y avait utilité à présenter la *pratique* des médecins et des chirurgiens des hôpitaux de Paris qui s'occupent des maladies du larynx, du nez et des oreilles :

MM. BARATOUX, BARTH, A. BROCA, CASTEX, CHATELLIER, COURTADE, DIEULAFOY, DUPLAY, GELLÉ, GÉRARD-MARCHAND, GOUGUENHEIM, HERMET, LADREIT DE LA CHARRIÈRE, LERMOYEZ, LUBET-BARBON, LUC, NATIER, PÉRIER, POYET, QUENU, RECLUS, RUAULT, SCHWARTZ, TILLAUX, VARIOT, etc. (1).

On trouvera traitées dans ce livre les questions, qui s'offrent chaque jour à l'observation de tout médecin ou chirurgien :

Abcès mastoïdiens, Adénoïdites, Anosmie, Antisepsie, Asthme des foins, Bourdonnements d'oreilles. Cancer, Cathétérisme, Corps étrangers, Coryza, Épistaxis, Laryngectomie, Laryngites, Laryngotomie, Myringite, Othémathome, Otites, Otorrhée, Ozène, Polypes, Rhinite, Rhinosclérome, Rhinoscopie, Suppurations mastoïdiennes, Syphilis laryngée et nasale, Trachéotomie, Tubage, Tuberculose laryngée, Vertige de Menière.

Cet ouvrage, dû à la collaboration de 50 médecins et chirurgiens des hôpitaux de Paris, renferme plus de 400 consultations sur les cas les plus nouveaux et les plus variés.

(1) Nous avons admis les noms de quelques praticiens qui, tout en n'appartenant pas au corps des médecins et des chirurgiens des hôpitaux, se sont créé une notoriété par leurs dispensaires ou leur pratique.

Il permet au médecin instruit de se rappeler ce qu'il a vu, alors qu'étudiant, il suivait les services hospitaliers de Paris; il permet à celui qui depuis longtemps s'est relégué dans la pratique, de se tenir au courant des nouvelles méthodes de traitement.

Le praticien est toujours certain, quel que soit son choix, de s'appuyer sur les conseils d'un confrère dont le nom fait autorité.

Sans doute, au lit du malade, l'état particulier de ce dernier a au moins autant de poids que le genre de maladie dont il est atteint; il n'en reste pas moins que chaque médecin a pour chaque maladie un ensemble de moyens formant un arsenal, dans lequel il puise incessamment, sauf à choisir l'agent qui s'adapte le mieux à la constitution propre du patient.

Pour faciliter les recherches et pour rendre le livre par cela même plus utile, nous l'avons complété par deux tables alphabétiques : l'une par noms d'auteurs; l'autre par ordre de matières.

De telle sorte que l'on peut à la fois avoir l'opinion de tel ou tel professeur sur les diverses questions qui sont à l'ordre du jour et en même temps passer en revue l'opinion des divers chefs de service sur un sujet déterminé.

Nous remercions ceux de nos savants maîtres qui ont bien voulu nous donner quelques notes inédites; elles ne pourront qu'augmenter l'intérêt de notre travail.

Paris, 12 décembre 1895.   P. L.

LA PRATIQUE

DES MALADIES DU LARYNX

DU NEZ ET DES OREILLES

DANS LES HOPITAUX DE PARIS

ABCÈS DU CONDUIT AUDITIF.

Courtade.

Le traitement des abcès du conduit auditif varie suivant les périodes.

I. TRAITEMENT PROPHYLACTIQUE. — On peut essayer de faire avorter l'abcès, en badigeonnant la partie enflammée avec une solution de nitrate d'argent à 1 pour 10, ou en y plaçant une boulette de ouate hydrophile imbibée de glycérine phéniquée à 1 pour 20 ou de salol camphré.

Le tubage qui consiste à introduire dans le méat un drain de caoutchouc à paroi épaisse et d'un diamètre suffisant pour que les parois du conduit soient légèrement dilatées, donne souvent de bons résulats.

II. TRAITEMENT MÉDICAL. — Les douleurs acquièrent chez certains malades une violence extrême qui leur enlève tout repos.

Les moyens de les combattre sont nombreux : application de deux à trois sangsues au devant du tragus, réplétion fréquente du conduit auditif avec de l'eau boriquée chaude, application sur l'oreille de cataplasmes faits avec une solution antiseptique.

1.

Parfois le froid procure un soulagement qu'on n'obtient pas avec la chaleur; la réfrigération intermittente peut être produite par l'emploi de compresses imbibées d'eau très froide ou de l'appareil de Leiter.

L'appareil de Leiter est composé d'un tube métallique roulé en spirale, dans lequel circule continuellement de l'eau qui provient d'un réservoir placé au-dessus de la tête du malade.

Les agents médicamenteux introduits dans l'oreille sont variés. En dehors des solutions antiseptiques chaudes, l'alcool absolu est souvent employé.

Comme agent médicamenteux, on peut employer :

Nº 1. Acétate de morphine. . . . .   0 gr. 20
       Eau distillée. . . . .   20 —

En instillations.

Nº 2. Extrait thébaïque. . . . .   0 gr. 20
       Eau distillée. . . . .   20 —

En instillations.

Ou bien encore la pommade suivante que l'on applique au moyen d'un tampon de ouate :

Nº 3. Acide borique. . . . .   1 gr.
       Acétate de morphine. . . . .   0 — 20
       Vaseline . . . .   20 —

III. TRAITEMENT CHIRURGICAL. — 1º *Au début.* — L'incision à la période encore latente n'est pas conseillée par tous les auristes. Toutefois, bien qu'il ne sorte encore pas de pus, les douleurs se trouvent généralement diminuées après l'opération.

Pratiquer une incision sur le point où on croit que le pus doit se trouver.

2º *Lorsque le pus se collecte.* — Quand l'abcès forme une saillie évidente, il n'y a pas lieu d'hésiter : il faut ouvrir la collection; si la tuméfaction est telle que le

conduit est presque fermé, on doit pratiquer à nouveau le tubage qui permet de faire des injections antiseptiques.

3° *Lorsque le pus est collecté*, il faut inciser.

IV. TRAITEMENT CONSÉCUTIF. — Pour éviter les
rechutes, il faut continuer les lavages antiseptiques
plusieurs jours après.

Après la guérison de l'abcès, l'épiderme du conduit
se desquame, le prurit est plus ou moins intense.

On se gardera de calmer la démangeaison, en grat-
tant avec un corps rugueux qui peut excorier la peau et
produire une nouvelle inflammation.

On calmera le prurit par une onction avec :

    Oxyde de zinc. . . . .   1 gr.
    Vaseline . . . .   16 —

**Abcès du conduit auditif compliqué d'otite
moyenne.** — Il faudra diriger le traitement contre
cette complication (1).

**Abcès du conduit auditif compliquant l'otite
moyenne suppurée.** — Dans certains cas, relativement rares, les abcès du conduit apparaissent dans le
cours de l'otite moyenne suppurée, soit sans raison
appréciable, soit à la suite de pansements irritants, soit
par l'usage de poudre d'acide borique ou d'iodoforme.

Le tubage est alors formellement indiqué, pour donner issue au pus qui provient de l'oreille moyenne.

Les injections antiseptiques avec le sublimé, l'acide
borique, la microcidine ou la résorcine, etc., seront
pratiquées assez fréquemment pour empêcher la stagnation du pus.

Gellé.

Instiller dans l'oreille la solution suivante :

(1) Voir *Otite moyenne*, page 136.

Sulfate neutre d'atropine . . . . . .   0 gr. 20
Eau distillée . . . .   20 —

ABCÈS INTRA-CRANIENS D'ORIGINE OTIQUE.

Picqué.

L'intervention s'impose.

I. INDICATIONS. — Dans les cas où l'abcès occupe la zone motrice ou le cervelet, les moyens à employer pour l'atteindre sont connus d'une façon à peu près mathématique.

Lorsqu'il n'y a pas de symptômes fonctionnels, il faut se rappeler que ces abcès intra-craniens d'origine otique constituent le plus souvent des collections sous-méningées péripétreuses et servent d'intermédiaire aux abcès encéphaliques.

C'est donc à la collection péripétreuse qu'il faut s'adresser, dans tous les cas où un abcès encéphalique à siège bien défini n'est pas indiqué par l'ensemble des symptômes.

II. TECHNIQUE. — L'opération sera ainsi pratiquée :

Ouverture du quadrant antéro-supérieur de l'apophyse mastoïde, suivant les règles établies par Ricard et ouvrir le crâne à la hauteur du conduit auditif, en avant de la verticale qui divise l'apophyse mastoïde en deux parties égales.

ABCÈS MASTOÏDIENS.

S. Duplay.

Abcès mastoïdiens. — I. TECHNIQUE. — Faire sur

la tumeur une incision verticale de 4 à 5 centimètres, à quelques lignes en arrière du pavillon. L'incision doit aller jusqu'à la surface osseuse : toute incision qui ne dépasse pas la couche sous-cutanée est insuffisante, car le pus s'étend au loin sous le périoste, tandis qu'on croit être en sécurité.

L'abcès se vide aussitôt incisé, et le soulagement est immédiat ; ce qui n'a pas lieu dans le cas où la peau seule a été ouverte.

Cependant les fusées dans les parties déclives exigeront quelquefois une deuxième incision.

II. PANSEMENT CONSÉCUTIF. — Aussitôt après l'opération, appliquer un pansement antiseptique, à l'alcool, à l'eau phéniquée.

Tillaux.

Abcès intra-mastoïdiens. — I. SOINS PRÉ-OPÉRATOIRES. — Raser d'abord la région et la rendre aseptique.

II. TECHNIQUE. — Faire dans toute la hauteur de l'apophyse mastoïde, à un centimètre de l'attache de l'oreille, une incision verticale. Décoller le périoste avec une rugine.

L'os mis à nu, avec un ciseau et un marteau, enlever la couche compacte et pénétrer dans la substance spongieuse.

Pour éviter le sinus latéral, porter les instruments obliquement en haut ou en bas, parallèlement à la surface du crâne.

III. SOINS POST-OPÉRATOIRES. — Le foyer évacué et lavé, mettre un drain dans l'excavation de l'os et suturer la plaie.

Broca et Lubet-Barbon.

Inciser l'abcès.
Trépaner l'apophyse mastoïde au lieu d'élection.
Faire le tamponnement sans suture.
Appliquer un pansement à la gaze iodoformée.

J. Comby.

Abcès mastoïdiens. — I. TRAITEMENT PRÉVENTIF.
— Combattre les symptômes de l'otite (1) par le traitement habituel.

II. TRAITEMENT ACTIF. — L'incision simple peut suffire lorsque l'abcès proémine derrière l'oreille.

S'il n'y a pas de fluctuation, on aura recours à la *trépanation* et ensuite, après avoir enlevé les esquilles, on drainera et on pansera à la gaze iodoformée.

ABCÈS RÉTRO-PHARYNGIENS.

Gouguenheim.

I. TRAITEMENT CHIRURGICAL. — Faire l'ouverture artificielle, mais avec précaution.

Si on fait l'ouverture, ouvrir en un point bien choisi et où on ne constate pas de battements artériels.

L'ouverture par la peau n'est pas à conseiller; c'est une opération trop disproportionnée avec le résultat à attendre, à moins que la fluctuation ne soit très superficielle; recourir plutôt à l'expectation, mais à une expectation très vigilante.

S'il y a des battements artériels trop forts, il vau-

(1) Voir *Otite*, page 136.

dra mieux ne pas intervenir et attendre: d'autant plus que ces abcès s'ouvrent toujours spontanément dans le fond de la gorge, même au bout d'un temps très long.

II. TRAITEMENT MÉDICAL. — Si l'intervention opératoire n'est pas indiquée, appliquer à l'extérieur des cataplasmes ou des pommades résolutives telles que l'onguent mercuriel; il ne faut pas non plus négliger de faire des irrigations naso-pharyngiennes avec l'eau boriquée.

III. RÉGIME. — Donner aux malades l'alimentation qu'ils pourront le mieux supporter.

L'emploi des toniques, tels que le quinquina, est aussi parfaitement indiqué.

J. Comby.

I. TRAITEMENT CHIRURGICAL. — Il faut au plus vite inciser l'abcès.

Abaisser la langue, puis, la gorge étant bien éclairée, enfoncer hardiment dans la tumeur la pointe du bistouri. Incliner alors vivement la tête pour que le pus ne pénètre pas dans les voies aériennes.

II. TRAITEMENT CONSÉCUTIF. — Pratiquer des irrigations boriquées.

A. Broca.

Lorsque le pus est formé, inciser la collection, car l'abcès rétropharyngien négligé est à peu près fatalement mortel, tandis qu'après incision faite en temps voulu, la guérison est à peu près constante.

TECHNIQUE. — Suivre la voie buccale.

Le malade étant maintenu, la tête appuyée sur la poitrine de l'aide, ouvrir la bouche et introduire l'index gauche jusqu'au niveau du foyer.

Faire pénétrer alors la pointe du bistouri, dont la lame est entourée d'une bandelette de diachylon.

ABCÈS DU SINUS FRONTAL.

Valude.

I. Technique. — *Premier temps.* — Faire une incision en V, suivant le sourcil et le bord de l'orbite jusque sous les os du nez.

Deuxième temps. — Décoller le périoste.

Troisième temps. — Appliquer sur le dos du nez, près du rebord orbitaire, une couronne de trépan de 5 centimètres et demi de diamètre.

Quatrième temps. — Pratiquer le curettage de la cavité après l'écoulement du pus et faire des injections avec du sublimé à 1/5000.

Cinquième temps. — Fermer la plaie, après avoir introduit un double drain dans le sinus.

II. Traitement consécutif. — 1° Les jours qui suivent l'opération, faire des irrigations par le drain avec la solution de sublimé à 1/5000.

2° Au bout de six jours, retirer le drain et faire dans le sinus une pulvérisation iodoformée.

ACNÉ DU NEZ.

Tillaux.

Acné rosacée hypertrophique du nez. — Faire des attouchements des parties malades avec :

Acide salicylique. . . . . 1 gr.
Collodion. . . . . 15 —

Paul Berger.

Acné rosacée hypertrophique du nez. — L'opération consiste dans l'ablation des parties malades avec *autoplastie*.

I. TECHNIQUE. — 1° Circonscrire l'étendue du mal que l'on veut enlever.

2° Abraser chaque segment lobulé, en enlevant tranche par tranche, comme si l'on taillait un crayon.

3° Respecter avec soin les cartilages, ne laisser aucun lambeau flottant et donner à l'organe la forme et le volume qu'on désire obtenir pour l'avenir.

II. RÉSULTATS. — La restauration, dont on ne doit pas se préoccuper, se fait dans l'état où l'opération a laissé l'organe, aux dépens d'une prolifération épithéliale très active, que parfois même il est nécessaire de réprimer par des attouchements au nitrate d'argent.

Luca. Championnière.

L'emploi du thermocautère est supérieur à celui des instruments tranchants.

A l'aide du thermocautère, on décortique le nez et la réparation se fait alors d'elle-même, d'une façon satisfaisante, donnant tout au plus au nez l'aspect que lui laissent quelquefois les cicatrices de petite vérole.

Les avantages de cette manière de procéder sont que, d'une part. l'hémorragie toujours gênante est évitée; que, d'autre part, elle permet de détruire avec le thermocautère les points isolés du voisinage qui pourraient devenir le point de départ d'une récidive.

Félizet.

Le procédé habituellement employé a l'inconvénient de créer une cicatrice luisante et tendue qu'on peut éviter par l'*autoplastie*, en taillant au voisinage des parties enlevées deux lambeaux cutanés qu'on appliquera sur les parties cruentées. La réparation est obtenue en vingt jours d'une façon satisfaisante.

ADÉNOÏDITES.

Gellé.

Chez certains adultes arthritiques et chez certaines malades au moment de la ménopause, on observe des bourdonnements consécutifs à des adénoïdites.

Quelques badigeonnages du cavum font disparaître les bourdonnements (1).

Helme.

Adénoïdite aiguë. — On a prétendu que les végétations adénoïdes pouvaient disparaître sous l'influence d'un traitement purement médical ; à moins qu'il ne s'agise de phénomènes aigus, passagers, portant sur la cavité naso-pharyngienne, cela n'est pas exact.

I. TRAITEMENT GÉNÉRAL. — Contre les adénoïdites, consécutives à des *rhinites, pharyngites, stomatites,* ou bien liées à la dentition, à la grippe, à la rougeole, à la scarlatine, prescrire le chlorhydrate de quinine, que l'on administre à la dose de 5 centigrammes par chaque année d'âge, l'antisepsie intestinale au moyen du benzonaphtol et une légère purgation.

II. TRAITEMENT LOCAL. — Prescrire des lavages du nez, pratiqués d'une façon très douce, de manière à constituer un bain plutôt qu'une irrigation et des onctions intra-nasales avec une pommade iodolée ou dermatolée à 5 pour 100.

(1) Voir *Bourdonnements d'oreille*, page 33.

Si l'adénoïdite a tendance à devenir chronique, recourir en outre aux insufflations de poudre d'aristol et de sucre de lait à parties égales.

III. Régime. — Conseiller le repos au lit ou à la chambre.

Prescrire la diète.

IV. Traitement chirurgical. — Dans les cas d'insuccès, surtout s'il y a des complications auriculaires, de la gêne respiratoire, procéder à l'ablation des végétations, qu'elles soient volumineuses ou disséminées.

Adénoïdite chronique. — Recourir au traitement chirurgical.

ANESTHÉSIE DU LARYNX, DU NEZ ET DES OREILLES.

Lubet-Barbon.

Anesthésie par le bromure d'éthyle. — Dans une spécialité qui s'adresse souvent à des petites choses et dans laquelle il faut des interventions rapides sur des points douloureux, il est utile d'avoir à sa disposition autre chose que de la cocaïne, médicament parfois infidèle, surtout dans les cas où la peur morale est plus considérable que la peur physique.

Cela est utile surtout pour les enfants, qui ne comprennent pas qu'après qu'on leur a passé dans le nez ou dans l'oreille un petit pinceau, ils ne souffriront plus lorsqu'on y introduira un instrument quelconque.

Il est donc indispensable de pouvoir se servir d'anesthésiques généraux ; mais ces anesthésiques, et le chloroforme en particulier, sont dangereux ; il est préférable d'employer le bromure d'éthyle ; c'est un anesthésique rapide.

On n'est pas obligé, comme pour le chloroforme, de le verser goutte à goutte sur une compresse ; ce n'est pas non plus un gaz toxique, qu'on est obligé de mélanger à l'air pour éviter l'asphyxie ; on peut le donner à hautes doses, d'un seul coup, et ce qui fait qu'on a trouvé son usage infidèle, c'est précisément parce qu'on ne l'a pas administré pur, et qu'on s'en est servi comme on se sert du chloroforme.

I. Technique. — Placer sur la bouche ou sur le nez un masque presque hermétique et verser sur ce masque le bromure d'éthyle jusqu'à ce qu'il en soit bien imbibé. Dans ces conditions, avec trois ou quatre inhalations, on obtient une anesthésie suffisante pour enlever des végétations adénoïdes, par exemple.

Dès que le malade est réveillé, il reprend ses sens tout de suite, et peut produire lui-même l'hémostase dans le fond de son nez.

II. Accidents. — On observe quelques accidents, mais peu graves ; une sorte d'aliénation mentale, en particulier, qui se produit au moment du réveil.

Presque tous les accidents sont dus à une administration mal comprise.

Baratoux.

Anesthésie par la cocaïne. — La cocaïne est utile comme *anesthésique* et comme *décongestionnant* dans toutes les affections de l'isthme du gosier, de la gorge et du pharynx, dans l'amygdalite, dans les pharyngites diverses, dans toutes les variétés d'angine, depuis l'angine simple inflammatoire jusqu'à l'angine diphtérique.

Outre ses propriétés anesthésiques, il ne faut pas passer sous silence son heureuse influence sur le *coryza aigu* et *l'otite aiguë*, de même que sur *l'amygdalite* et la *pharyngite aiguës*.

La cocaïne a en outre la propriété de diminuer les sécrétions, aussi elle est utilisée avec succès dans les catarrhes du nez, de l'oreille et du larynx avec hyper-sécrétion de la muqueuse.

ANGIOME DES FOSSES NASALES.

Gérard-Marchand.

Le véritable danger de l'opération, c'est l'hémorra-gie; aussi doit-on tout mettre en œuvre pour l'éviter.

Sectionner lentement la tumeur avec l'anse galva-nique portée au rouge sombre; détruire la base de la tumeur.

Il sera nécessaire de se procurer un jour suffisant pour qu'on puisse cautériser le pédicule.

L'électrolyse pourrait ici être indiquée.

ANOSMIE.

Marcel Lermoyez.

Anosmies artificielles. — Pour prévenir ou en-rayer le développement des anosmies artificielles, in-terdire au malade de renifler de l'eau froide quand il fait sa toilette, défendre l'abus du tabac à priser et des parfums violents, supprimer de la thérapeutique na-sale les astringents forts (alun, sels de zinc, solutions phéniquées).

Anosmies par perte de substance. — Rétablir, par une opération autoplastique ou le port d'un nez artificiel, la direction normale du courant d'air ins-piré dans les anosmies par perte de substance de l'auvent nasal.

Anosmies par obstruction. — Les traitements de

l'anosmie par obstruction varient avec les causes :
faire porter un dilatateur des narines, en cas d'aspiration des ailes du nez; traiter la paralysie faciale,
enlever les corps étrangers, les polypes, réséquer les
déviations de la cloison.

Anosmies par altération de la muqueuse. —Dans
les cas d'anosmie par altération de la muqueuse des
zones olfactives, traiter les affections causales:ozène,
syphilis nasale (1).

Anosmies par lésions nerveuses. — Les anosmies par lésions nerveuses ne cèdent que rarement
aux traitements des lésions nerveuses.

Anosmies essentielles. — L'anosmie essentielle
sans lésions nasales et sans symptômes nerveux con-
comitants résiste souvent au traitement.

I. TRAITEMENT INTERNE. — Prescrire la strychnine
à hautes doses (8 milligr.), en commençant par une
dose quotidienne de 4 milligrammes de sulfate de
strychnine, fractionnée, aux repas. Une semaine de
repos par mois est nécessaire.

On peut encore donner la quinine à doses moyennes.

II TRAITEMENT EXTERNE. — Priser des poudres
excitantes :

Sulfate neutre de strychnine. .	10 centigr.
Poudre d'iris	50 —
Sucre de lait pulvérisé.	10 gr.

Deux prises par jour.

III. TRAITEMENT ÉLECTRIQUE. — L'employer lo
calement, sous forme de courants galvaniques ou fa-
radiques. Ce traitement donne rarement de bons résultats.

1° Dans la *méthode extra-nasale*, on place une élec-

(1) Voir *Ozène*, page 165, et *Syphilis nasale*, page 216.

trode sur le dos du nez, l'autre sur la nuque; on fait passer un courant galvanique de 6 milliampères. On fait deux à trois séances par semaine, chacune d'une durée de deux minutes.

2° Dans la *méthode intra-nasale*, on place une électrode sur la racine du nez, l'autre est introduite dans les fosses nasales. On fait passer un courant galvanique de 3 milliampères pendant cinq minutes, et un courant faradique pendant cinq minutes. Répéter les séances tous les deux jours. Chaque séance dure vingt minutes (dix minutes pour chaque fosse nasale).

Joal.

TRAITEMENT PAR LES DOUCHES D'ACIDE CARBONIQUE. — 1° *Indications*. — Recourir à l'emploi des douches nasales d'acide carbonique, dans certains cas d'anosmie rebelles à tous les autres moyens de traitement.

Ce procédé peut d'ailleurs s'appliquer à diverses variétés de lésions nasales. On peut se servir avec avantage de ce gaz, en particulier dans les rhinites chroniques atteignant la partie olfactive de la muqueuse, région sur laquelle nos moyens d'action sont bien limités, soit avec les instruments, soit avec les douches liquides.

2° *Technique*. — On prend un siphon d'eau de Seltz, que l'on retourne complètement, de telle façon que le fond du vase se trouve en haut; on presse la soupape pour laisser s'échapper la quantité de liquide qui est au-dessus de l'extrémité du tube intérieur. On adapte alors au robinet de sortie un tuyau de caoutchouc de 15 à 20 centimètres de long, se terminant par une canule nasale. L'appareil est prêt à fonctionner. Si l'on introduit la canule dans une narine et si l'on presse légèrement la soupape, l'acide carbonique pénètre dans les fosses nasales. On peut, à la rigueur, se contenter d'approcher le robinet de la narine, en faisant inspirer fortement par le nez, le gaz carbonique est entraîné par le courant d'air, et se répand avec lui dans les parties respiratoire et olfactive des conduits nasaux.

On peut aspirer ainsi, suivant les cas, le contenu en gaz d'un siphon, matin et soir. La réaction est en général peu vive et la résolution se fait rapidement.

ANTISEPSIE ET ASEPSIE LARYNGOLOGIQUES OTOLOGIQUES ET RHINOLOGIQUES.

A. Broca.

Antisepsie des fosses nasales. — I. INDICATIONS. — L'antisepsie des fosse nasales est indiquée dans le traitement soit des affections de cette région (coryza chronique, rhinites, végétations adénoïdes), soit des maladies d'organes voisins (otites moyennes, fractures de la base du crâne), soit enfin lorsque l'on doit pratiquer une opération sur les fosses nasales ou le pharynx.

II. TECHNIQUE. — On aura recours aux douches nasales, à l'aide du siphon de Weber.

On peut aussi introduire, dans les narines du malade couché, de la vaseline boriquée ou salolée à 1/10. La chaleur du corps fait fondre cette vaseline qui s'écoule ainsi dans les fosses nasales et le naso-pharynx.

Marcel Lermoyez.

Antisepsie et asepsie du larynx, des oreilles et du nez. — Les complications qui surviennent à la suite des opérations pratiquées sur l'oreille, le nez et le larynx sont heureusement rares; grâce, en effet, à la phagocytose et au pouvoir bactéricide du mucus qu'ils secrètent, ces organes pourvoient eux-mêmes à leur asepsie. Toutefois cette défense naturelle a des bornes; d'où la possibilité d'accidents post-opératoires, dont l'intensité est disproportionnée avec la bénignité apparente des accidents qui les ont fait éclater.

Pour les prévenir, il faut, même pour les plus minimes interventions et pansements, observer les règles générales de l'antisepsie et de l'asepsie.

I. ANTISEPSIE. — Toutefois, l'antisepsie n'est que très imparfaitement réalisable dans ces cavités, en raison de l'intolérance de leurs muqueuses pour les agents antiseptiques même très dilués et de la difficulté de leur application prolongée.

II. ASEPSIE. — Au contraire, l'asepsie rend les plus grands services, sans altérer la structure des épithéliums et sans modifier les sécrétions glandulaires; elle est en cela très supérieure à l'antisepsie. L'asepsie comprend quatre indications :

1° *Asepsie du chirurgien*. — *a*) Pour les opérations de quelque importance, elle se pratique suivant les principes adoptés par la chirurgie générale.

b) Pour les interventions minimes et les pansements, il est préférable de choisir la méthode des bactériologistes, et, sans chercher à réaliser l'asepsie des mains qui, dans les conditions usuelles, est difficilement praticable, il suffira de s'attacher à ne toucher les parties malades et à n'y porter les pièces de pansement que par l'intermédiaire d'instruments rigoureusement stérilisés. Toutefois pour le toucher buccal, l'asepsie du doigt qui va explorer le cavum doit être absolue.

2° *Asepsie du malade*. — Elle est certainement le desideratum actuellement le plus difficile à réaliser.

a) Elle s'obtient pour *l'oreille*, au moyen d'un lavage au savon, à l'alcool et au sublimé; précaution indispensable pour la paracentèse.

b) Pour le *nez*, si la muqueuse est normale, le pouvoir bactéricide du mucus suffira. Il n'en est plus de même s'il y a du pus, et l'on devra avoir recours aux lavages antiseptiques dont la valeur est bien restreinte.

La solution de phéno-salyl à 1 pour 1000, à laquelle on ajoutera une pincée de chlorure de sodium, paraît avoir donné des résultats relativement suffisants.

Employer la solution suivante :

Phéno-salyl. . . . . 1 gr.
Chlorure de sodium . . . . 6 —
Eau bouillie . . . . 1 litre

Toutefois, le procédé le moins inefficace pour obtenir une asepsie relative du nez, semble être d'y insuffler plusieurs jours d'avance des poudres antiseptiques, telles que l'aristol et l'iodol; celles-ci ont l'avantage de stimuler la sécrétion du mucus et de détruire en partie directement, en partie indirectement, les microbes.

L'effet antiseptique des pommades est jusqu'ici douteux et semble avoir besoin d'être établi sur une démonstration expérimentalement sérieuse. Récemment Ceppi a prouvé que certains antiseptiques, tels que l'acide phénique, perdent complètement leur pouvoir bactéricide quand ils sont mêlés à un corps gras.

3° *Asepsie des instruments.* — *a)* Pour les *instruments métalliques*, la stérilisation à l'étuve par la vapeur d'eau donnera de bons résultats.

Un autre moyen rapide et pratique consiste à les faire bouillir quelques minutes dans un liquide alcalin.

Carbonate de soude . . . . 1 gr.
Eau. . . . . 100 —

b) Les *instruments non métalliques* (miroirs, spéculum en ébonite, etc.) seront plongés vingt-quatre heures dans une solution antiseptique froide. Là encore, les propriétés bactéricides du phénol-salyl lui ont fait donner la préférence. La solution employée est à 1 pour 100.

Certains objets, tels que les seringues, ne nécessitent que le changement des embouts en caoutchouc.

4° *Asepsie des objets de pansement.* — *a)* L'asepsie de *l'eau* que l'on obtient par deux ébullitions successives de vingt minutes chaque est suffisante.

b) L'asepsie de la *ouate* s'obtient, soit par la vapeur d'eau sous pression, soit par un procédé nouveau qui consiste à flamber les porte-ouate, préalablement trempés dans l'alcool saturé d'acide borique, ce qui rend le coton incombustible.

Siredey.

Antisepsie bucco-nasale des rougeoleux. — Prescrire les lavages bucco-pharyngiens et naso-pharyngiens avec l'un des liquides antiseptiques suivants :

N° 1. Eau naphtolée :

Naphtol β.	0 gr. 20
Eau distillée.	1000 —

N° 2. Eau thymol-phéniquée :

Thymol.	0 gr. 15
Acide phénique	5 —
Eau distillée.	1000 —

ARYTÉNOÏDITES.

Gouguenheim.

Aryténoïdite tuberculeuse. — Pratiquer l'ablation des masses infiltrées, à l'aide de la pince coupante ou de la pince à emporte-pièce, si les tissus sont trop durs.

TECHNIQUE. — Après avoir anesthésié le malade, on fait pénétrer les pinces jusqu'au larynx, les yeux étant toujours fixés sur le miroir laryngoscopique.

Arrivé au niveau du larynx, écarter légèrement les branches, et faire passer l'une en avant, l'autre en arrière des masses à exciser.

L'instrument mis en place, serrer fortement les branches et relever la pince par un brusque mouvement d'arrachement.

ASTHME D'ÉTÉ ou ASTHME DES FOINS.

Voir *Rhinite spasmodique*, page 202.

ATRÉSIE DES FOSSES NASALES.

Gellé.

Un excellent traitement de l'engorgement de la muqueuse naso-pharyngée, un bon moyen de dilater les voies, de les désobstruer et, en somme de modifier énergiquement la muqueuse chroniquement hypertrophiée du naso-pharynx, et surtout celle du cavum pharyngé si peu accessible, c'est de faire garder aux malades, chaque jour, pendant quelques instants, *un ballon de caoutchouc* identique à ceux qui servent au tamponnement postérieur dans l'épistaxis. Le tube est introduit au moyen d'un stylet, puis l'insufflation se fait avec la poire, une pince à arrêt retient le tube qui s'enfoncerait dans la gorge et le ferme : le ballon gonflé se moule sur le cavum pharyngé, au-dessus du voile, et irrite et excite la surface muqueuse à son contact. Ce moyen est indolore ; on garde l'objet le plus longtemps possible, un quart d'heure, une demi-heure, une heure. Il provoque d'abord des e''orts de déglutition, surtout s'il n'est pas retenu au niveau de l'orifice postérieur des fosses nasales, mais la tolérance s'établit vite.

Sous cette influence modificatrice, les voies nasales retrouvent leur perméabilité, les engorgements et les tumeurs adénoïdes s'affaissent et disparaissent, les trompes redeviennent perméables, la respiration nasale reparaît, le ronflement, le nasonnement et la respiration la bouche béante tendent à cesser ; la voix se trouve aussi changée et devient plus claire et plus ample. L'emploi de cette méthode est appelé à rendre service dans tous les cas où le naso-pharynx est atteint de catarrhe, d'oblitération ou d'atrésie par hyperplasie muqueuse, et où les trompes et les narines sont peu perméables. On peut par ce moyen tarir des otorrhées incessantes, liées à ces états méconnus des cavités et muqueuses naso-pharyngiennes.

BAINS D'OREILLE.

Ménière.

I. Composition. — Lorsqu'il y a lieu de prescrire des bains d'oreilles, les faire préparer, suivant que l'on veut obtenir une action calmante ou antiseptique, avec l'une des solutions suivantes :

```
Nº 1. Eau distillée................        60 gr.
      Laudanum de Sydenham ....  4 à   8   —
      Acide borique...............        2   —

Nº 2. Eau distillée ,.............       500 gr.
      Coaltar saponiné........  . 5 à  15   —
      Acide borique ,..........,       15   —

Nº 3. Glycérine................         10 gr.
      Phénol absolu.............        5   —
      Eau distillée .............  ...   500   —
```

II. Technique. — Quelle que soit la solution employée, voici le procédé le plus simple. On fait chauffer une cuillerée à café de la solution au-dessus de la flamme d'une lampe ou d'une bougie. La température convenable (chaude, sans être brûlante) est atteinte rapidement, ce dont on doit s'assurer avec le bout du doigt. Puis on verse cette cuillerée dans l'oreille malade en faisant incliner la tête du côté opposé.

Pour vider l'oreille, il faut la recouvrir d'une serviette ou d'un mouchoir et faire secouer légèrement la tête, en la penchant du côté lésé.

III. Durée. — La durée de ce bain doit être de dix à quinze minutes.

On peut le renouveler fréquemment.

BOUCHONS CÉRUMINEUX.

Tillaux.

Les bouchons de cérumen adhèrent assez solidement aux parois du canal; on vient toutefois à bout de les enlever, le plus souvent en bloc, avec quelques injections vigoureuses d'eau tiède; mais il est des cas où ils présentent une adhérence toute particulière. Des injections énergiques et répétées ne donnent alors aucun résultat, non plus que les bains locaux d'eau de savon tiède et les instillations d'éther : il faut alors recourir à l'extraction du corps étranger, à petits coups, avec une pince à griffes.

Baratoux.

1° Lorsque le *bouchon n'est pas trop dur*, une injection peut le faire sortir, mais il faut avoir soin d'employer de l'eau tiède.

Après son expulsion, on essuie le canal avec une tige garnie de ouate hydrophile et l'on conserve du coton dans l'oreille, pendant quelques jours, afin d'éviter les refroidissements.

2° Si le *bouchon est dur*, on le ramollit préalablement au moyen d'instillations tièdes de quelques gouttes d'une solution boriquée :

Acide borique............	1 gr.	
Glycérine...............	} àà 15 —	
Eau distillée............		

On répète ces instillations deux ou trois fois par jour, en les conservant pendant quelques minutes dans l'oreille. Le bouchon se ramollit ; les bourdonnements et la surdité peuvent alors augmenter, mais ces phénomènes disparaissent à la suite de l'injection que l'on aura soin de ne pas faire trop brusquement, car on pourrait déterminer non seulement des vertiges, mais encore une rupture de la membrane du tympan avec perte consécutive de l'ouïe.

Courtade.

L'accumulation du cérumen dans le conduit auditif constitue un accident assez fréquent qui est souvent plus difficile à traiter qu'on ne le croirait au premier abord.

I. TRAITEMENT. — 1° Quand le *bouchon est de consistance pâteuse*, les injections d'eau tiède pratiquées avec une certaine force, le jet de liquide étant dirigé le long des parois supérieure et postérieure, suffisent le plus souvent.

2° Quand le *bouchon est dur, sec, adhérent*, les injections peuvent échouer si on ne pratique, avant, des instillations avec de l'eau tiède, ou de l'eau de savon, ou la solution suivante :

> Carbonate de soude .... 0 gr. 50
> Glycérine............. } ÄÄ 5 —
> Eau ....

Verser trois fois par jour X gouttes de cette solution tiède, que l'on gardera dix minutes dans l'oreille.

Après deux ou trois jours, on reprend les injections, qui généralement sont efficaces.

L'emploi de la curette ou du stylet n'est utile que pour déplacer légèrement la masse et permettre au jet de liquide de la contourner. Éviter de pousser le bouchon en dedans, contre la membrane du tympan, car on détermine ainsi des bourdonnements et un vertige très pénibles.

3° Le *bouchon épidermique vrai* ne peut être enlevé avec les injections d'eau, ses couches excentriques étant très adhérentes à l'épiderme du méat. Sa consistance est parfois celle du mastic frais du vitrier.

Il faut faire les instillations avec une solution huileuse d'acide salicylique à 2 pour 100 et pratiquer, après, des injections avec de l'eau alcaline. Souvent, du reste, l'emploi de la curette est nécessaire.

II. SOINS CONSÉCUTIFS. — Il faut avoir soin, après l'ablation des bouchons, de fermer les méats avec des tampons de ouate, qu'on laissera en place de vingt-quatre à quarante-huit heures, ou plus, suivant le volume du bouchon, la température extérieure, et la profession du malade.

Le traitement consécutif consiste à faire de temps en temps une injection d'eau tiède, qui prévient l'accumulation des sécrétions cutanées.

BOURDONNEMENTS D'OREILLE.

Gellé.

Les bourdonnements d'oreille sont le résultat de l'excitation anormale du nerf auditif. Deux grandes causes les favorisent et en sont en quelque sorte le *primum movens*. C'est d'une part une lésion de l'oreille, si légère soit-elle, et de l'autre l'influence de l'état général. Les causes multiples qui peuvent mettre en jeu ces deux influences et déterminer par là même une excitation du nerf peuvent être rangées sous quatre chefs :

1º *Des bourdonnements de cause mécanique.*

2º *Des bourdonnements de cause vasculaire.*

3º *Des bourdonnements de cause nerveuse.*

4º *Des bourdonnements de cause infectieuse ou toxique.*

Le traitement de ces diverses variétés, indépendamment des indications spéciales à chaque cas, comprend également une série de moyens communs.

I. TRAITEMENT LOCAL. — 1º *Aération* de la caisse par la douche d'air et cathétérisme de la trompe.

2º *Massage*, suivant le procédé de Delstanche.

3º *Badigeonnage* avec les corps gras sur la peau du conduit sèche et aride; la ouate trempée d'huile d'hyoscyamine, de chloroforme et de teinture d'opium, à parties égales et les bains d'oreille avec une solution concentrée de morphine, d'atropine, à la dose de 0 gr. 20 pour 20 grammes donnent également de bons résultats.

II. Traitement électrique. — L'électricité a donné un certain nombre de succès; mais ils sont le plus souvent peu durables.

1° *L'électrisation révulsive* (pinceau métallique) sur le lobule de l'oreille et sur la région cervicale supérieure détermine souvent une éruption d'herpès aiguë et une certaine atténuation des bruits se produit ainsi. Souvent on ne fait disparaître qu'une partie des bruits.

2° La *galvanisation continue* polaire positive (l'excitateur positif introduit dans le conduit auditif externe, le négatif tenu dans la main). Le plus souvent ce procédé fait cesser le bruit pendant l'électrisation, mais il revient aussitôt après.

3° La *faradisation* par courants de médiocre intensité (bobine à gros fil), dans un circuit fermé, sur ou derrière l'apophyse mastoïde, provoque des *hypérémies passagères*, dont l'action révulsive est très apparente au début des affections aiguës de l'oreille moyenne.

Très utiles contre les vertiges et la surdité, ces courants sont insuffisants contre les bourdonnements (excitateur négatif placé dans le conduit auditif).

4° Les *courants induits* sont utilisés, en plaçant une électrode dans la main du sujet, l'autre baignant dans l'eau salée dont on remplit le conduit auditif. On peut remplacer cette eau par du papier buvard enfoncé dans un spéculum conique en verre : l'électrode touche à volonté le papier bien mouillé et isolé, poussé au contact du tympan.

En résumé, l'électrisation agit tantôt comme révulsive, tantôt comme résolutive, tantôt elle excite la contraction et réveille la tonicité des moteurs de la chaîne des osselets, tantôt enfin elle excite et modifie la sensibilité du nerf auditif.

III. Traitement des complications. — 1° Chez les goutteux, les arthritiques, les pléthoriques, employe les dérivatifs intestinaux, les purgatifs drastiques. Dans les mêmes cas, on se trouvera bien aussi de la colchique.

2° Chez les rhumatisants, les neurasthéniques, les femmes atteintes d'affections utérines, employer l'hydrothérapie dans ses diverses applications. Assurer le bon fonctionnement de la peau.

3° En cas d'excitation bulbo-médullaire, prescrire les bromures, l'hyoscyamine, le borate de soude, les pointes de feu sur la nuque.

4° S'il y a douleurs d'estomac, difficultés de digestion, prescrire les eaux minérales appropriées, la teinture de *Cannabis indica*, à la dose de V à XXX gouttes, la noix-vomique.

IV. TRAITEMENT GÉNÉRAL. — A titre d'analgésiant, pour calmer l'hyperesthésie acoustique, on aura recours à l'antipyrine, à l'hypnal, au chloral, associé au bromure, à la valériane.

On recommandera au malade de ne pas concentrer son attention sur ces bruits.

V. RÉGIME. — Conseiller une vie réglée, l'exercice au grand air, l'éloignement des affaires et des excitations.

Bourdonnements de cause mécanique. — L'indication thérapeutique primordiale consiste à supprimer la cause même du bourdonnement, en faisant vivre le malade dans le calme et le repos, en aérant la caisse par la *douche d'air*, autrement dit en soulageant le labyrinthe de sa charge et en rendant à l'appareil sa mobilité perdue.

Bourdonnements de cause vasculaire. — Ils peuvent être dus à des causes diverses :

1° *L'anémie* produit l'hyperesthésie du labyrinthe, comme elle peut provoquer la névralgie en tout autre point du territoire nerveux, et les bourdonnements d'oreille qui reconnaissent cette origine disparaîtront en même temps que seront traités les autres symptômes de l'anémie (1).

2° Les différentes *congestions vasculaires*, quelle que soit leur cause, peuvent engendrer des bourdonnements que feront cesser, suivant les cas, tantôt les applications topiques froides, les réfrigérants, tantôt les laxatifs, le régime lacté, la digitale, le strophantus ou même la caféine et la kola.

3° L'*inflammation* est la cause la plus fréquente des bourdonnements d'oreille. Tantôt la cause provient d'une inflammation de la caisse, d'épanchements de diverses natures, de polypes, donnant lieu à autant d'indications pour l'otologiste (paracentèse, curettage, grattage, cautérisations), tantôt c'est une odontalgie, une carie dentaire, une amygdalite, une pharyngite, que devra chercher et traiter le médecin.

Bourdonnements de cause nerveuse. — Les *nerveux*, les *arthritiques* sont sujets à des bourdonnements d'oreille contre lesquels d'habitude on applique un traitement général approprié.

Bourdonnements de cause infectieuse ou toxique. — Ils sont dus à l'ingestion de diverses substances médicamenteuses (sulfate de quinine, salicylate de soude) ou autres. Ils cessent avec la suppression d'administration du médicament.

Miot et Herck.

Il faut distinguer différentes variétés de bourdonnements d'oreilles, suivant leurs causes probables.

1° Bourdonnements ou bruits, subjectifs et objectifs à la fois, bruits réels périotiques et entotiques, per-

(1) Voyez Paul Lefert, *La Pratique des Maladies du Cœur*, article *Anémie*.

ceptibles ordinairement par le médecin comme par le malade.

2° Bourdonnements proprement dits : sensations auditives sans cause apparente acoustique actuelle. Il faut distinguer :

Bourdonnements dus à une lésion de l'appareil auditif.	Bourdonnements dans les maladies de l'oreille externe. Bourdonnements dans les maladies de l'oreille moyenne. Bourdonnements dans les maladies de l'oreille interne.
Bourdonnements compatibles avec l'intégrité de l'appareil auditif.	Bourdonnements dans les maladies du système nerveux. Bourdonnements dans les maladies mentales. Bourdonnements dus à une affection quelconque ou bourdonnements réflexes.

TRAITEMENT GÉNÉRAL COMMUN. — Placer le malade dans de bonnes conditions hygiéniques; surveiller son état général, pour qu'il puisse supporter avec fruit le traitement approprié dirigé contre le bourdonnement.

Donner le bromure de potassium ou l'iodure de potassium.

Bourdonnements dans les maladies de l'oreille externe. — Il se produit des bourdonnements par l'hyperémie des tissus mous du conduit et du tympan, ou par des actions réflexes sur les muscles de l'oreille, par l'oblitération du conduit, par la pression exercée sur le tympan et sur la périlymphe, enfin par l'inflammation plus ou moins vive des tissus et probablement une action réflexe sur l'oreille interne.

Traiter ces bourdonnements par les injections, les instillations antiseptiques.

LEFERT. — Maladies du larynx.   3

Bourdonnements dans les maladies de l'oreille moyenne. — Ils peuvent dépendre de différentes causes suivant lesquelles variera le traitement.

1° *Bourdonnements dépendant d'un état inflammatoire de la muqueuse*, susceptibles de produire dans quelques cas une hyperémie du labyrinthe.

Prescrire les réfrigérants, les émissions sanguines.

2° *Bourdonnements dépendant d'un état muqueux subaigu ou chronique*, avec ou sans obstruction de la trompe.

Faire des insufflations d'air ou de vapeurs médicamenteuses et tenter parfois la perforation permanente du tympan.

3° *Bourdonnements dépendant d'un état chronique* avec excès de sécheresse de la muqueuse (otite moyenne sèche, sclérose).

Pratiquer des pressions centripètes, à l'aide du masseur de Delstanche ; faire des injections médicamenteuses *per tubam*; employer le courant galvanique.

Pour les bourdonnements dus à une otorrhée avec perforation persistante du tympan, le meilleur traitement est le courant continu d'une intensité de 6 à 8 milliampères.

Bourdonnements dans les maladies de l'oreille interne. — Ils sont provoqués par les anémies du labyrinthe, les hyperémies, les épanchements, les inflammations aiguës et les inflammations chroniques ou labyrinthites chroniques.

Les révulsifs, sauf dans les anémies, les dérivatifs intestinaux, l'iodure de potassium, les injections sous-cutanées de pilocarpine, et la galvanisation du grand sympathique sont les traitements de choix.

Bourdonnements compatibles avec l'intégrité de l'appareil auditif. — 1° Dans les maladies du système nerveux et dans les maladies mentales, les bourdonnements passent souvent inaperçus à côté des phénomènes importants qu'ils accompagnent et leur traitement ne peut se distraire du traitement même de l'affection.

2° Pour les bourdonnements réflexes qui surviennent, souvent dans les états morbides de l'estomac, de la matrice, il y a lieu de soigner attentivement l'organe malade, mais il ne faut pas oublier de veiller à l'état anémique ou neurasthénique.

BRULURES DES VOIES AÉRIENNES.

A. Broca.

Ces brûlures, qu'on observe parfois après la déglutition d'un liquide caustique, peuvent déterminer un œdème de la glotte pour lequel la trachéotomie est nécessaire (1).

CANCER DU LARYNX.

Péan.

Au point de vue opératoire, il ne faut jamais promettre, avant d'opérer, qu'on pourra s'en tenir à une résection partielle du larynx, lors même que le mal paraît limité à un des côtés de cet organe.

On ne doit pas davantage hésiter à enlever en même temps que la totalité de cet organe l'os hyoïde, la partie supérieure de l'œsophage, la moitié inférieure du larynx, si les prolongements du néoplasme l'exigent.

Ces sortes d'opérations ne sont plus aussi meur-

(1) Voir *Œdème de la glotte*, page 128.

trières qu'autrefois, grâce aux nouvelles méthodes et aux procédés de prothèse laryngo-pharyngée.

Gouguenheim.

Cancer infiltré. — I. TRAITEMENT MÉDICAL. — Les nombreux médicaments employés montrent bien leur inutilité.

Il faut se contenter de médicaments anodins, de pansements à l'acide borique, au menthol, à l'iodol, à l'aristol et même à l'iodoforme.

Calmer la douleur et diminuer la dysphagie par la cocaïne, la morphine, le menthol.

II. TRAITEMENT CHIRURGICAL. — S'il y a dyspnée, accès d'étouffement, il faut s'adresser aux traitements chirurgicaux.

Il faut s'abstenir de toute thérapeutique locale telle que cautérisations, qui irritent le mal et augmentent sa violence.

On peut choisir entre la *trachéotomie* l'*extirpation*, l'*hémilaryngectomie*, la *thyrotomie*, la *laryngectomie totale*.

1º La *trachéotomie* permet souvent une assez longue survie. Elle serait pour certains auteurs la seule opération à tenter en pareil cas.

Pourtant la trachéotomie ne procure que peu de bien-être, la dysphagie est intense et les douleurs sont considérables.

La trachéotomie, dans le cas de cancer laryngé, doit se faire ou très bas ou très haut. En la faisant très bas, la canule placée sous le cancer ne risque pas d'être obstruée par les débris de la tumeur.

2º L'*extirpation du larynx*, pour avoir quelque chance de succès, doit être pratiquée de bonne heure. Elle peut être partielle ou totale.

3º L'*hémilaryngectomie* donne parfois de bons résultats et la corde du côté sain, formant avec les tissus voisins une espèce de glotte, le malade peut encore parler sans trop de difficulté.

4° La *thyrotomie*, qui consiste à ouvrir le larynx par la ligne médiane et à attaquer le cancer par le fer et les cautérisations, ne donne guère que des mécomptes.

5° La *laryngectomie totale* n'a guère donné de résultats brillants. Elle semble avoir plus de chances de réussite lorsqu'on la termine par la suture totale de la trachée (1).

Cancer polypoïde du larynx. — L'ablation s'impose. Elle peut se faire par la voie endolaryngée, soit à l'aide d'une simple pince, soit à l'aide d'une pince coupante, soit en se servant de la guillotine de Stœrck ou du galvano-cautère.

1° La *pince simple* ne peut être recommandée, car elle ne permet que difficilement l'ablation des tumeurs sessiles et dans les cas de tumeurs malignes, les manœuvres pénibles constituent une condition défavorable.

2° La *pince coupante* ou la *guillotine de Stœrck* réussissent bien mieux et permettent une intervention plus rapide et plus facile.

En appliquant fortement la pince, il est possible d'enlever les tissus à une certaine profondeur et les chances d'extirpation sont bien plus certaines.

3° Le *galvano-cautère* nécessite l'emploi du serre-nœud et a l'inconvénient d'exposer le tissu aux dangers de l'irritation. Toutefois il est bon de faire suivre l'extirpation de la cautérisation des points d'implantation de la tumeur.

E. Schwartz.

Lorsque le diagnostic ne permet pas d'affirmer le

(1) Voyez *Laryngectomie*, page 97.

siège exact de la tumeur, la ligne de conduite à suivre est la suivante :

1° Pratiquer la *trachéotomie* primitive.

2° Faire la *thyrotomie* pour inspecter la cavité du larynx et par suite diagnostiquer le siège exact de la tumeur, ce qui décidera du choix de l'intervention partielle ou totale.

3° Réséquer une partie du larynx ou faire l'extirpation totale suivant les cas.

Suivant l'étendue des lésions, on se comportera différemment. L'extirpation partielle est préférable lorsque les lésions sont unilatérales, car la mortalité de l'extirpation totale est supérieure à celle de l'extirpation partielle.

Baratoux.

Dans les cas de cancer du larynx occupant tout le côté droit : cordes vocales, bandes ventriculaires, épiglotte, avec douleurs dans l'oreille, la cocaïne calme et diminue la sécrétion.

CANCER DU PAVILLON DE L'OREILLE.

S. Duplay.

L'intervention doit être rapide, afin de prévenir l'extension de la tumeur.

Suivant les cas, on aura recours à la cautérisation, à l'excision, à la ligature ou encore à l'amputation partielle ou totale du pavillon.

CARIE DU ROCHER.

J. Comby.

I. TRAITEMENT LOCAL. — Prescrire des injections

auriculaires antiseptiques avec un des liquides suivants :

> N° 1. Sublimé............ 0 gr. 50
> Eau distillée........... 1000 —

> N° 2. Permanganate de potasse. . 1 gr.
> Eau distillée.......... 1000 —

II. Traitement chirurgical. — Trépanation de
l'apophyse mastoïde.

III. Traitement général. — On instituera le
traitement général de la tuberculose (1).

Chaput.

I. Traitement médical. — La carie du rocher
est rebelle à tous les traitements médicaux; ce n'est
pas par quelques banales injections antiseptiques
qu'on peut espérer lutter avec efficacité contre des
lésions aussi graves.

II. Traitement chirurgical. — Pratiquer une
large résection du rocher; c'est en effet le seul moyen
de combattre d'une façon efficace la carie du rocher.

Faire ensuite un curettage antiseptique des parties malades.

Premier temps. — *Incision cutanée.* — Elle doit commencer au niveau du tragus, contourner le pavillon
de l'oreille, venir se terminer au niveau du lobule
de l'oreille et comprendre tous les téguments jusqu'à
l'os qu'on rugine.

Deuxième temps. — *Résection de la paroi supérieure
du conduit et de la caisse.* — *a)* Section au ciseau et au
maillet de l'écaille, à 1 centimètre et demi au-dessus
du conduit, sur le trajet d'une horizontale, commen-

(1) Voyez Paul Lefert, *La Pratique des Maladies des Poumons,* article *Tuberculose.*

çant au niveau de la bifurcation de la racine postérieure de la zygomatique se prolongeant en arrière sur une longueur de 4 à 5 centimètres.

b) Résection lente de la paroi supérieure du conduit et de la caisse, en prenant soin de respecter le facial qui croise obliquement le plafond de la caisse.

Troisième temps. — Résection de la paroi antérieure de la caisse. — Ce temps ne présente aucune difficulté.

Quatrième temps. — Résection de la région mastoïdienne et de la paroi postérieure du conduit et de la caisse. — *a)* Section de l'os sur une verticale, unissant la ligne de l'incision supérieure au bord postérieur de l'apophyse mastoïde. Surveiller le facial, qu'il faut éviter de blesser.

b) Ablation de l'apophyse mastoïde d'un coup de ciseau à sa base.

c) Avec la sonde cannelée, isolement du tronc du facial jusqu'au trou mastoïdien. En procédant par petits coups, on peut achever la résection de la paroi postérieure du conduit, en sculptant pour ainsi dire le facial de bas en haut.

Cinquième temps. — Résection de la paroi inférieure du conduit et de la caisse. — Le facial est soulevé avec un crochet; il est ainsi garanti. On détache alors toute la face inférieure du rocher.

Sixième temps. — Curage. — Pratiquer le curage de l'oreille moyenne et du labyrinthe avec une curette tranchante qui enlève les osselets et les fongosités.

CATARRHE DE LA CAISSE.

A. Broca.

Catarrhe aigu. — L'antisepsie des applications médicamenteuses est la première règle à imposer.

Pour calmer la douleur, on fera baigner la membrane, pendant quelques minutes, dans de l'huile stérilisée, additionnée de teinture de belladone, à la dose de XL à L gouttes pour 20 grammes.

Conseiller les irrigations d'eau bouillie très chaude sous pression.

Contre l'insomnie, faire baigner la membrane du tympan pendant dix minutes environ, dans une solution de cocaïne à 1/5; après quoi on instille de la glycérine phéniquée à 1/20.

CATARRHE NASO-PHARYNGIEN.

Tillaux.

I. TRAITEMENT LOCAL. — Prescrire des douches liquides avec l'eau phéniquée, l'eau boriquée, l'eau de goudron ou l'eau salée.

II. TRAITEMENT GÉNÉRAL. — Le catarrhe est souvent lié à un état constitutionnel scrofuleux ou herpétique, contre lequel doit être dirigé le traitement général.

Ménière.

Catarrhe aigu. — Pratiquer le même traitement que pour le coryza aigu (1).

Lorsque les lésions prédominent du côté du pharynx, il peut y avoir avantage à employer les pulvérisations par la voie buccale, faites avec un tube recourbé.

Catarrhe chronique. — Le traitement est long et difficile. On peut obtenir une amélioration par les irrigations nasales et les gargarismes rétro-nasaux.

(1) Voyez *Coryza*, page 57.

On emploiera en applications topiques :

No 1. Nitrate d'argent. . . . .   15 gr.
      Eau distillée. . . . . 10 à   40 —

No 2. Chlorure de zinc . . . .   1 gr.
      Eau distillée. . . . . 30 à   40 —

No 3. Iode . . . .   1 gr.
      Iodure de potassium . . . .   1 —
      Glycérine . . . . 15 à   20 —
On a de bons résultats par les eaux de Cauterets.

CATARRHE TRACHÉAL.

Descroizilles.

Le traitement est analogue à celui de la bronchite aiguë :

1o Favoriser la sudation par des infusions chaudes de mauves ou de violettes, légèrement alcoolisées.

2o Appliquer des sinapismes sur le devant du thorax ou, au besoin, faire des frictions iodées à l'huile de croton.

3o Repos au lit ou tout au moins à la chambre, pendant quelques jours.

CATARRHE DE LA TROMPE.

Gellé.

Catarrhe aigu. — Prescrire des bains de pieds, des boissons sudorifiques ; l'opium et le salicylate de soude ; les infusions de feuilles de jaborandi.

Les fumigations aromatiques par le nez et par la bouche sont excellentes.

Si la congestion est vive, on donnera le sulfate de quinine, à la dose de 0gr.75, en quatre paquets.

La douche d'air de Politzer est indiquée pour éviter le vide de la caisse et l'affaissement du tympan.

Catarrhe subaigu. — On peut employer les injections nasales tièdes avec l'eau salée, et plus tard avec les solutions astringentes telles que :

$$
\begin{aligned}
&\text{Eau} \dots\dots\dots\dots\dots\dots\dots\dots\dots\ 550\ \text{gr.}\\
&\text{Tannin} \dots\dots\ 0\ \text{gr. } 25,\ 0\ \text{gr. } 50\ \text{à} \quad 1\ —
\end{aligned}
$$

Les administrer au moyen de l'irrigateur Éguisier ou du siphon de Weber.

CATHÉTÉRISME DU LARYNX.

Varnier.

Cathétérisme du larynx chez le nouveau-né. — TECHNIQUE. — Les aryténoïdes doivent servir de point de repère.

L'enfant étant couché sur le dos, la tête placée dans une position intermédiaire à l'extension et à la flexion, le tube de Ribemont est saisi de la main droite près de sa grosse extrémité et tenu comme une plume à écrire. La portion laryngienne du tube introduite sur la ligne médiane dans la bouche entr'ouverte déprime le dos de la langue.

L'index de la main gauche passe entre la voûte palatine et l'instrument qui ne doit pas quitter la ligne médiane, puis il est porté à la rencontre des cartilages aryténoïdes.

Pousser alors le cathéter jusqu'à ce que le bouton arrive sur la pulpe de l'index. Relevant alors un peu la portion extérieure du tube, le bouton s'engage à coup sûr dans l'orifice d'entrée du larynx.

Le doigt conducteur est retiré et le tube pénètre alors plus avant dans le conduit laryngo-trachéal.

CATHÉTÉRISME DE LA TROMPE.

A. Broca.

Cathétérisme chez les enfants. — Le cathétérisme de la trompe d'Eustache trouve rarement son application chez les enfants, car, à moins d'une docilité exceptionnelle, il est impossible de le réussir.

CHOLESTÉATOMES DE L'OREILLE MOYENNE.

A. Broca.

1° Trépanation de l'apophyse mastoïde.
2° Évidement des cellules mastoïdiennes.

CHORÉE LARYNGÉE.

Ch. Bouchard.

Le sulfate de strychnine, à la dose de 6 milligrammes par jour, donne d'excellents résultats.

CORPS ÉTRANGERS DES FOSSES NASALES.

Kirmisson.

Pratiquer l'extraction du corps étranger, à l'aide d'une pince à polypes ordinaire ou au besoin même avec un petit forceps.

Pour faciliter l'extraction, on pourrait broyer le corps ou débrider l'aile du nez, en suivant le sillon naso-génien.

J. Comby.

I. IRRIGATION. — Chasser le corps étranger, à l'aide d'une irrigation faite par le côté sain d'arrière en avant, tandis que l'orifice antérieur est maintenu fermé pour augmenter la pression, puis brusquement débouché.

II. MANŒUVRES STERNUTATOIRES. — Les éternuements, provoqués à l'aide d'une poudre sternutatoire appropriée, peuvent également être utiles.

On emploiera par exemple :

Poudre de feuilles d'asarum . . . . .⎞
  —   de   —   de bétoine. . . .⎟ āā 10 gr.
  —   de   —   de marjolaine. .⎟
  —   de fleurs de muguet . . . .⎠

III. EXTRACTION. — Si tous ces moyens échouent, recourir à l'extraction.

1° *Technique.* — Éclairer la cavité, à l'aide d'un spéculum nasal, et saisir le corps étranger, à l'aide d'une pince à mors recourbés.

2° *Pansement.* — Après l'extraction, aseptiser la cavité, à l'aide de la gaze salolée.

A. Broca.

La première indication est de pratiquer l'examen des fosses nasales, soit par le toucher pharyngo-nasal, soit par les procédés de *rhinoscopie* antérieure et postérieure (1).

On procédera ensuite à l'extraction du corps étranger, à l'aide de pinces, de curettes ou de serre-nœuds.

Il est bien rare qu'on ait besoin de recourir au décollement du nez, pour se créer une voie d'accès plus large.

____

(1) Voyez *Rhinoscopie*, page 208, et *Toucher*, page 221.

CORPS ÉTRANGERS DU LARYNX
ET DE LA TRACHÉE.

Jules Simon.

I. Extraction par les voies naturelles. — Dans certains cas, tenter l'extraction par les voies naturelles, mais elle réussit rarement.

II. Trachéotomie. — 1° *Indications*. — La *trachéotomie* reste le procédé le plus usuel.

Elle peut être de nécessité, s'il y a suffocation.

Elle peut, au contraire, être pratiquée, s'il n'y a pas d'accidents menaçants immédiats, tant pour tâcher d'obtenir l'extraction du corps étranger que comme mesure de précaution.

Si le médecin est obligé de s'éloigner, il ne saurait laisser un enfant exposé à une crise de suffocation brusque, qui pourrait être mortelle avant qu'il ait le temps d'arriver.

Si le diagnostic de corps étranger est certain, la trachéotomie s'impose à peu près fatalement. Surtout éviter de la différer dans le cas de corps irréguliers (arêtes, clous), ou susceptibles de gonflement (pois, haricots).

2° *Technique*. — Faire la trachéotomie un peu bas; inciser la trachée sur une étendue assez grande; ne pas mettre la canule immédiatement en place, attendre quelques instants, en écartant les lèvres de la plaie à l'aide d'un dilatateur; en variant la position de l'enfant, on a quelquefois la chance d'une expulsion immédiate.

3° *Soins postopératoires*. — Quand le corps étranger se trouve ainsi rejeté immédiatement, faut-il mettre une canule? La cause de la suffocation ayant disparu, cela peut sembler inutile. Cependant il est prudent de conserver une canule, pendant un ou deux jours, pour éviter l'hémorragie d'une part et l'emphysème sous-cutané du cou d'autre part. La canule, en effet, est le meilleur moyen d'arrêter les hémorragies après la trachéotomie.

Si l'expulsion du corps étranger n'a pas été immédiate, mettre une canule. La choisir assez grosse.

Les tentatives d'extraction peuvent être faites de façons variées.

Le moyen le plus sûr semble être, chaque fois qu'on enlève la canule pour le nettoyage, d'écarter les lèvres de la plaie avec le dilatateur, tout en variant les positions de l'enfant.

Les précautions antiseptiques sont de rigueur absolue, comme dans toute trachéotomie.

Descroizilles.

1° Favoriser l'expulsion du corps étranger, en provoquant la toux à l'aide de secousses ou de chocs imprimés à la région dorsale, et en plaçant promptement la tête du malade dans une position déclive.

2° En cas d'échec, et sans temporiser, s'il y a des symptômes d'asphyxie imminente, on pratique la trachéotomie.

Par l'ouverture faite à la trachée, on introduit une longue pince, à l'aide de laquelle le corps est extrait.

P. Reclus.

1° *L'asphyxie est imminente.* — Pratiquer sur-le-champ la trachéotomie, au besoin même à l'aide d'un outillage improvisé.

Si les accidents persistent, la canule étant fixée, il y a lieu de penser que l'obstacle est en aval, deux pièces maintiendront béante l'ouverture de la trachée et si le corps est mobile, une expectoration violente pourra le jeter dehors.

Si l'expulsion ne se fait pas, la situation devient grave; il faut alors tenter l'extraction bien problématique du corps, tout en faisant avec obstination de la respiration artificielle.

2° *Accès de suffocation interrompus par des accalmies.* — Il faut alors procéder à une intervention plus raisonnée.

Y a-t-il d'abord un corps étranger dans les voies aériennes, tel est le premier point à établir.

Quelle en est la forme, le volume?

Dans quelles conditions a-t-il pénétré?

L'extraction par les voies naturelles est le plus souvent irréalisable.

En général, il faut avoir recours à une voie artificielle et cela d'autant plus rapidement que les accès de suffocation vont se rapprochant.

La *thyrotomie* convient aux corps étrangers arrêtés dans le larynx, mais néanmoins la *trachéotomie* doit être un temps opératoire préliminaire, en raison de ses garanties contre les complications inflammatoires possibles.

La trachéotomie est l'opération de choix dans le traitement des corps étrangers des voies aériennes.

En général, le corps étranger ne tarde pas à être expulsé.

Parfois il tarde et dans ce cas, il faut exciter la toux, en stimulant la muqueuse trachéale par l'introduction d'une sonde molle ou les barbes d'une plume.

Dans les cas d'expulsion tardive, l'indication est de maintenir la plaie trachéale béante, en mettant une canule à demeure.

Périer.

Lorsque les tentatives d'extraction sont restées infructueuses et qu'il y a menace d'asphyxie, on devra recourir à la *laryngotomie* (1).

On peut obtenir l'hémostase des tissus divisés en les touchant avec une solution concentrée d'analgésine.

Peyrot.

Pour les corps d'un petit volume, il faut toujours penser à la possibilité d'une expulsion spontanée hâtive ou tardive.

Lorsque des corps étrangers provoquent des spasmes dangereux ou menacent, par leur volume, d'amener l'asphyxie, la *laryngotomie* et la *trachéotomie* sont indiquées.

J. Comby.

I. EXTRACTION PAR LA PINCE. — Essayer l'extraction à l'aide d'une pince, en s'aidant du laryngoscope.

II. TRACHÉOTOMIE. — Si l'on n'y parvient pas, pratiquer la *trachéotomie* (2).

A l'aide d'une pince recourbée, aller à la recherche du corps, tandis qu'un écarteur maintiendra béantes les deux lèvres de la plaie trachéale.

CORPS ÉTRANGERS DE L'OREILLE.

Tillaux.

Corps étrangers du conduit auditif. — La présence d'un corps étranger dans l'oreille n'est en général pas dangereuse par elle-même et le corps peut y rester de longues années sans causer d'accidents.

(1) Voyez *Laryngotomie*, page 114.
(2) Voyez *Trachéotomie*, page 224.

Par contre, on s'expose souvent à de très graves inconvénients lorsqu'on cherche à l'extraire par des manœuvres mal dirigées et la mort peut même en être la conséquence.

Quand on se sera décidé à aller à la recherche du corps étranger, on agira méthodiquement. Mieux vaut s'abstenir et remettre à plus tard l'extraction qui n'est pas une opération d'urgence que de ne pas voir exactement ce que l'on fait.

Lorsqu'un sujet se présente avec un corps étranger dans l'oreille, le médecin a deux choses à faire :

1° Reconnaitre le corps étranger.

2° Enlever le corps étranger.

I. Reconnaissance du corps étranger. — On commence par procéder à l'examen du conduit à la lumière directe, ce qui parfois permettra d'apercevoir le corps, s'il est volumineux et surtout s'il occupe la portion cartilagineuse du conduit.

On se gardera avec soin de prendre un stylet, une pince, un crochet quelconque pour aller à sa recherche, car on risque fort de l'enfoncer trop avant et de déchirer la membrane du tympan.

On a recours ensuite à l'examen à la lumière réfléchie avec le miroir de Troeltsch, après avoir introduit dans l'oreille un spéculum convenable qu'on maintient fixe de la main gauche, tandis que, de la droite, on explore le conduit avec un stylet, en ayant bien soin de ne pas perdre l'instrument de vue, pour qu'il n'y ait pas d'accident.

On peut ne pas voir le corps étranger, parce qu'il se trouve masqué soit par les caillots sanguins soit par un gonflement inflammatoire des parois du conduit.

Parfois le corps étranger peu volumineux est caché dans le sinus formé entre le conduit auditif et la membrane du tympan.

Enfin, dans certains cas, le corps étranger n'existe que dans l'esprit du malade.

II. Extraction du corps étranger. — 1° Dans les cas simples, lorsque le corps est aperçu nettement, on se servira pour l'extraire d'une pince à griffes, après s'être éclairé soit à l'aide de la lumière directe, soit à l'aide de la lumière réfléchie.

2° Lorsque le corps est situé profondément, il est peut-être dangereux ou en tout cas inutile de se servir de pince.

On aura recours à une injection faite à l'aide de la seringue à hydrocèle. Le liquide s'insinue entre le conduit et le corps; l'eau, agissant à la manière d'un crochet recourbé qu'on passerait en arrière du corps, le repousse en avant.

3° Parfois le corps remplit exactement la cavité du conduit et l'injection échoue.

Il faut alors chloroformiser le malade et tenter avec beaucoup de douceur l'extraction du corps, à l'aide de pinces ou de griffes.

4° Lorsqu'il s'agit de corps étrangers vivants, tels que mouche, perce-oreille, on se servira d'une injection d'huile, dans l'oreille, ou au besoin on recourra aux moyens précédents.

Arm. Després.

Corps étrangers du conduit auditif. — L'extraction du corps étranger doit être tentée, aussitôt que la présence en est constatée. Deux cas peuvent se présenter :

1° *Le corps étranger a été récemment introduit.* — Quelle que soit la nature de ce corps, il doit être extrait à l'aide d'une injection d'eau poussée avec une seringue à jet très fort. L'eau passe en arrière du corps et le repousse d'arrière en avant, pour l'amener à la partie la plus éloignée du conduit d'où on le retire aisément avec les doigts. Il ne faut jamais se servir de pince ou de curette.

TECHNIQUE. — Un aide maintient la tête fortement inclinée, de façon à ce que l'oreille soit en pleine lumière. On se sert d'une seringue en métal à canule un peu fine et arrondie du bout, contenant 600 grammes d'eau tiède. La canule est introduite dans le conduit auditif et non dans la conque et l'injection est alors poussée.

2° *Le corps étranger est logé depuis longtemps dans l'oreille.* — L'extraction est alors rendue plus difficile par les complications.

Lorsqu'il y a inflammation du conduit, les injections d'eau très chaude seront utiles et parfois pourront suffire à ramener le corps.

L'emploi de la curette est souvent justifiée dans ce cas.

Parfois on est contraint à pratiquer l'incision du conduit auditif, dans le sillon auriculo-mastoïdien.

A. Broca.

Corps étrangers dans le conduit auditif. — — 1° *L'introduction est récente.* — Dans ce cas, il suffit souvent d'une injection abondante d'eau tiède pour retirer le corps étranger.

2° *L'introduction date de longtemps.* — Éviter avec soin de se servir de curettes, de pinces, de crochets ou d'autres instruments semblables, qui peuvent déterminer des accidents graves.

Pousser résolument en arrière du pavillon de l'oreille, décoller le conduit auditif et sectionner ce conduit.

Dans ces conditions, on pourra facilement retirer le corps.

Gellé.

Corps étrangers dans le conduit auditif. — Verser quelques gouttes d'huile dans le conduit, puis, faire incliner la tête de côté et dire au sujet de se frapper à petits coups sur le côté de la tête, comme on le fait pour vider son oreille au sortir du bain.

Le corps étranger se place alors dans le sens du conduit et s'approche peu à peu de l'orifice.

A ce moment, lancer deux ou trois insufflations énergiques d'air avec la poire de Politzer, le tube effilé tenu à l'entrée du conduit; aussitôt le corps étranger glisse sur la paroi huilée et tombe.

Corps étrangers de la caisse du tympan. — Refouler le corps étranger au dehors, au moyen de la douche d'air de Politzer; ou mieux de la douche d'air, à travers le cathéter placé dans la trompe.

On peut encore déplacer les corps étrangers par des chocs sur la tête inclinée de côté, ou par le décubitus latéral.

On peut aussi l'évacuer par des injections d'air, faites par le méat, le conduit ayant été légèrement huilé auparavant.

En ce cas, les agglutinatifs sont indiqués.

CORYZA ou RHUME DE CERVEAU.

Hayem.

Coryza aigu. — Prescrire des inhalations d'un mélange d'acide phénique et d'ammoniaque. Voici une formule souvent employée :

Acide phénique pur	5 gr.
Ammoniaque liquide	5 —
Eau distillée	15 —
Alcool	10 —

Ou verse quelques gouttes du mélange sur du papier buvard et on en fait respirer les vapeurs pendant quelques secondes.

Ce moyen soulage, mais ne réussit pas toujours à arrêter l'évolution de l'inflammation.

Dieulafoy.

Coryza aigu. — Le traitement est en général peu efficace.

On pourra utiliser les aspirations de vapeurs d'iode et d'ammoniaque, les poudres de camphre et de bismuth.

Chez les enfants à la mamelle, nettoyer avec soin les fosses nasales, pour les débarrasser des mucosités concrétées qui sont un obstacle à la succion et à la déglutition.

Coryza chronique. — I. TRAITEMENT LOCAL. — Prescrire des douches nasales avec de l'eau tiède boriquée ou chloratée, afin de déterger la muqueuse.

Faire des cautérisations de la muqueuse malade.

Faire priser des poudres, telles que :

```
N° 1. Sous-nitrate de bismuth.....  }
      Talc...........................  } ää 10 gr.
      Précipité blanc................    0 — 25

N° 2. Sucre porphyrisé..............   15 gr.
      Chlorate de potasse...........    3 —

N° 3. Salicylate de bismuth.........   15 gr.
      Camphre.......................    5 —
      Chlorhydrate de cocaïne.......    0 — 05
```

II. TRAITEMENT GÉNÉRAL. — Donner de l'arsenic contre la diathèse herpétique.

Kirmisson.

Coryza chronique simple. — I. Traitement
local. — 1° *Insufflations* de poudres médicamenteuses (alun, borax, bismuth).

2° *Douches naso-pharyngiennes* à l'aide du siphon
de Weber avec différentes solutions astringentes
(tannin, alun, sulfate de zinc, acétate de plomb) ou
désinfectantes (permanganate de potasse, acide phénique, acide thymique, chloral).

3° *Fumigations* de goudron ou d'iode.

4° *Inhalations* de liquides pulvérisés (eau de goudron, eaux sulfureuses, eaux du Mont-Dore, de Saint-
Christau).

II. Traitement général. — Il s'adresse suivant
es cas à la diathèse scrofuleuse ou herpétique, causes
e l'affection.

Coryza ulcéreux. — I. Traitement local. — Le
traitement est le même que celui du coryza chronique
simple.

Si l'examen au spéculum découvre des ulcérations, on en pratiquera la cautérisation à l'aide de
la teinture d'iode, du perchlorure de fer, du nitrate
d'argent en solution, porté directement sur l'ulcération à l'aide d'un pinceau.

Le thermocautère modifie heureusement les surfaces atteintes.

Pratiquer, s'il y a lieu, l'extraction des parties nécrosées ou le curage des fongosités. Toutefois ces opérations ne sont pas sans danger.

II. Traitement général. — C'est le traitement
de la diathèse. Donner le traitement antisyphilitique,
s'il y a lieu.

Coryza caséeux. — Pratiquer le curage des fosses
nasales et les grands lavages, à l'aide de la douche
de Weber, pour retirer la matière sébacée amassée.

Les irrigations seront continuées pendant longtemps et l'on y joindra l'application de topiques convenables. La guérison complète peut être obtenue.

Henri Huchard.

Prescrire des pulvérisations avec le mélange suivant :

Salicylate de bismuth	15 gr.
Camphre	5 —
Chlorhydrate de cocaïne	0 — 05

Se méfier de la cocaïne, qui offre de réels inconvénients chez certains sujets.

P. Reclus.

Coryza aigu. — Faire des insufflations avec le mélange suivant :

Bismuth finement pulvérisé	2 gr.
Salol	0 — 50
Antipyrine	1 —
Chlorhydrate de cocaïne	0 — 20

Coryza chronique. — Employer les douches naso-pharyngiennes.

Chantemesse.

Coryza aigu. — Priser la poudre suivante :

Menthol	0 gr. 25
Chlorhydrate de cocaïne	0 — 05
Antipyrine	2 —
Sucre de lait	8 —

Employer ces doses dans une journée.

L. Jullien.

Employer les corps gras; associer la vaseline au salol ou à l'acide borique ou au menthol.

Conseiller la poudre suivante :

Menthol..........................	0 gr. 20
Acide borique....................	5 —
Vaseline.........................	50 —

J. Comby.

Coryza aigu. — TRAITEMENT ABORTIF. — 1º Inspirer quelques gouttes de :

Acide phénique...................	} 1 gr.
Ammoniaque liquide...............	
Eau distillée....................	} 15 —
Alcool...........................	

2º Priser l'une des poudres suivantes :

Nº 1. Sous-nitrate de bismuth........	6 gr.
Benjoin pulvérisé...............	6 —
Acide borique..................	4 —
Menthol........................	0 — 20

Nº 2. Acide borique...............	} ãã 1 gr.
Camphre pulvérisé..............	
Belladone pulvérisée...........	0 — 50

Nº 3. Naphtol β....................	3 gr.
Acide borique..................	4 —
Camphre........................	1 —
Essence de roses...............	} ãã 0 — 10
— de patchouly...........	

3º Laisser dans les narines un bouchon de ouate imbibé de :

Chlorhydrate de cocaïne. . . . .   0 gr. 50
Vaseline. . . . .   10 —

Coryza chronique. — I. TRAITEMENT LOCAL. — 1° Faire des injections avec du sublimé à 1 pour 5000, du permanganate de potasse à 1 pour 1000.

2° Badigeonnages de la muqueuse, matin et soir, avec :

N° 1. Naphtol . . . .   10 gr.
     Camphre. . . . .   20 —
     Glycérine. . . . .   30 —

N° 2. Menthol . . . .   } àà 2 gr.
     Camphre. . . . .   }
     Huile. . . . .   50 —

3° Insufflations avec

N° 1. Sous-nitrate de bismuth . . . . . .   } àà 15 gr.
     Talc de Venise . . . .   }

N° 2. Chlorate de potasse . . . .   2 gr.
     Sucre porphyrisé . . . .   16 —

N° 3. Précipité blanc ou rouge . . . .   0 gr. 25
     Sucre en poudre. . . . .   15 —

II. TRAITEMENT GÉNÉRAL. — Il variera suivant le tempérament du malade ou la cause du coryza.

1° *Chez les scrofuleux*, recommander l'usage prolongé de l'huile de foie de morue, l'hygiène générale, la vie à la campagne, les bains de mer, les eaux chlorurées sodiques ou sulfureuses.

Conseiller le sirop antiscorbutique, le sirop iodo tannique, l'iodure de fer.

2° *Chez les syphilitiques*, prescrire les frictions d'onguent napolitain, l'iodure de potassium.

III. TRAITEMENT THERMAL. — Les eaux d'Uriage, du Mont-Dore, de Cauterets, Luchon, Saint-Honoré, Enghien, Allevard, Challes sont indiquées.

Coryza des nouveau-nés. — I. TRAITEMENT LO-
CAL. — 1° Toucher la muqueuse nasale avec :

    Glycérine . . . .   30 gr.
    Chlorhydrate de cocaïne . . . .   0 — 50

2° Déboucher les fosses nasales, en injectant doucement de l'huile dans chaque narine, avec une petite
seringue.

II. TRAITEMENT GÉNÉRAL. — La syphilis est souvent en cause. Elle devra être recherchée et traitée
par les frictions sur le corps avec l'onguent napolitain.

Marcel Lermoyez.

Coryza aigu. — I. TRAITEMENT PROPHYLACTIQUE.
— Il a une grande importance pour certains individus, chez qui les coryzas éclatent au moindre refroidissement. Il comprend deux indications principales :

1° Il faut aguerrir ces malades aux intempéries, leur
conseiller l'exercice au grand air, leur prescrire les
douches froides, les bains de mer; en même temps ils
devront porter des bas et des caleçons de laine épais,
des souliers à forte semelle, et éviter de toutes manières le froid aux pieds.

2° Il faut traiter les lésions chroniques du nez qui
sont le point de départ des poussées de *rhinite aiguë* :
ce sont ordinairement les végétations adénoïdes dans
l'enfance, la rhinite hypertrophique chez l'adulte ; il
n'est pas rare que chez ceux-ci l'ablation de queues
de cornets hypertrophiés fasse cesser des coryzas récidivants.

II. TRAITEMENT ABORTIF. — 1° Certains *moyens locaux*, employés dès que se fait sentir la sécheresse initiale de la muqueuse, donnent d'excellents résultats.
Mais si, au bout de douze heures, leur effet n'est pas
produit, il faut les mettre de côté, car leur action irri-

tante, en se prolongeant, augmenterait l'intensité du coryza.

Voici une excellente inhalation, connue sous le nom de remède de Brandt :

Acide phénique pur . . . . }	
Ammoniaque . . . . }	āā 5 gr.
Alcool à 90°.	10 —
Eau distillée	15 —

On verse toutes les heures X gouttes de ce mélange sur du papier buvard et on en respire les vapeurs par le nez pendant quelques secondes.

Parmi les poudres abortives, formuler de préférence la suivante, qui doit être très finement pulvérisée :

Chlorhydrate de cocaïne.	0 gr.50
Menthol.	0 — 20
Salol	5 —
Acide borique	15 —

Priser une forte pincée toutes les heures. Chaque prise provoque un abondant écoulement muqueux, après lequel survient un grand soulagement.

On a encore conseillé, pour couper le coryza, de renifler plusieurs fois de l'eau-de-vie ou du jus de citron pur.

Ce sont des remèdes violents dont il faut s'abstenir; non seulement ils sont très douloureux, mais ils déterminent une irritation intense, dont les conséquences peuvent être dangereuses.

2° Parmi les *médicaments internes*, le seul donnant quelques résultats est le mélange à parties égales de teinture de belladone et d'alcoolature de racines d'aconit, dont on prendra XXX gouttes en deux fois.

3° Une *sudation* énergique, provoquée par un bain de vapeur, a parfois un effet utile immédiat.

4° Pour certains sujets, chez qui le coryza amène à

chaque atteinte des accidents otiques ou bronchiques graves, il faut agir avec plus d'énergie.

Conseiller le séjour au lit avec révulsion sur les membres inférieurs.

Produire une transpiration abondante, sollicitée par des boissons alcooliques chaudes, par une potion à l'acétate d'ammoniaque, à la dose de 6 à 10 grammes, ou par des prises de poudre de Dover, à la dose de 30 à 50 centigrammes.

III. TRAITEMENT PALLIATIF. — Si l'on n'a pu enrayer le coryza, on rend encore service au malade, en atténuant les symptômes, dont les plus pénibles sont : l'obstruction du nez et la céphalalgie.

1° Pour rétablir momentanément la perméabilité nasale, faire des pulvérisations, avec un pulvérisateur Richardson, et une solution tiède et bouillie de chlorhydrate de cocaïne à 1/100. Elles procurent un réel bien-être, et rendent le nez libre ; elles suppriment la céphalalgie et permettent au malade de se livrer à ses occupations ; il suffit de les répéter toutes les deux ou trois heures.

On peut aussi incorporer la cocaïne à une poudre légèrement antiseptique, mais qui ne doit pas être irritante :

Chlorhydrate de cocaïne . . . . ,	0 gr. 50
Menthol	0 — 25
Salicylate de bismuth.	àà 5 —
Sucre de lait.	

Cependant, le plus souvent, l'obstruction nasale empêche le malade de priser.

Si l'on a des raisons de craindre l'intoxication cocaïnique, on prescrira l'huile mentholée :

Huiles d'olives pure	20 gr.
Menthol	1 —

On la projettera dans le nez à l'aide d'un pulvérisateur spécial.

Il ne faut jamais l'employer en badigeonnages, ce qui produirait des érosions.

2° Pour calmer les névralgies du trijumeau, qui accompagnent souvent le coryza, ainsi que pour combattre l'infection générale que traduisent les frissons, la courbature, on fera prendre à chacun des trois repas un cachet renfermant:

Chlorhydrate de quinine . . . .   25 centigr.
Antipyrine   50   —

3° Pour prévenir l'érythème de l'orifice des narines que produit le contact des sécrétions nasales, on fera graisser l'entrée du nez et de la lèvre supérieure avec de la vaseline boriquée.

4° Enfin quelques prescriptions hygiéniques seront indiquées :

a) Si les symptômes généraux sont nuls, le malade pourra sortir et vaquer à ses affaires.

b) S'il y a de la fièvre, le séjour à la chambre sera préférable.

c) Enfin les lavages du nez doivent être absolument interdits à la période aiguë du coryza; ils ont pour résultat constant d'irriter la muqueuse et d'accroître sa tuméfaction; ils constituent de plus un réel danger pour l'oreille.

Au contraire, ils trouvent leur indication plus tard quand, à la suite du coryza, s'établit une sécrétion muco-purulente qui tend à la chronicité. Le traitement devient alors celui de la rhinite purulente chronique (1).

Coryza aigu des nouveau-nés. — Le coryza est à

(1) Voyez *Rhinite*, page 197.

cet âge une affection grave : il trouble le sommeil du nourrisson, qui ne sait pas respirer par la bouche; il entrave son alimentation, en l'empêchant de téter; le petit malade dépérit rapidement.

I. PROPHYLAXIE. — La meilleure prophylaxie du coryza infantile est de ne pas faire sortir les nouveau-nés trop tôt après leur naissance, surtout dans les saisons humides.

On évitera également, en faisant leur toilette, de laisser pénétrer de l'eau savonneuse dans leur nez.

II. TRAITEMENT. — On doit avant tout chercher à rétablir la perméabilité du nez.

On y réussira, en instillant dans les fosses nasales quelques gouttes d'huile mentholée à 2 pour 100, qui détacheront les croûtes de l'orifice des narines et provoqueront la rétraction momentanée des cornets.

L'huile mentholée, tout à fait inoffensive, doit être préférée aux solutions de cocaïne qui dans le jeune âge entraînent des accidents toxiques très graves et doivent pour cette raison être proscrites.

On aura avantage, avant chaque tétée, à débarrasser mécaniquement le nez des sécrétions qui l'obstruent à l'aide de la douche sèche donnée avec une poire de Politzer, munie d'un embout nasal approprié. Il suffit de faire successivement, par chaque narine, une insufflation modérée; la narine opposée doit demeurer béante pour livrer passage aux mucosités chassées par le courant d'air qui s'échappe par cette voie.

Ce procédé très simple est préférable aux irrigations nasales, qui ne sont jamais bien faites, par conséquent jamais inoffensives et qui doivent être réservées pour les rhinites purulentes.

Quant au tubage du nez, qui consiste à introduire dans les fosses nasales des tubes de caoutchouc pour rétablir le passage de l'air, c'est un moyen dangereux qui blesse la muqueuse et laisse à sa suite des synéchies.

Si, malgré ce traitement, l'enfant ne peut suffisamment respirer par le nez pour prendre le sein, il sera alimenté à la cuiller.

Le Gendre.

Coryza aigu simple chez le nourrisson. — I. TRAITEMENT LOCAL. — *1° Irrigations nasales.* — Pratiquer des irrigations nasales d'eau tiède additionnée de borate de soude, en procédant ainsi : une sonde de petit calibre, mise en communication avec le liquide à injecter, est introduite dans la narine ; puis le liquide étant attiré par succion, le siphon est amorcé et l'eau repasse ainsi d'une fosse nasale dans l'autre.

Ces irrigations rendent de grands services dans les cas de coryza aigu du nourrisson, car on sait les inconvénients que présente cette affection chez les enfants tout jeunes.

2° Insufflations. — On pourrait aussi pratiquer des insufflations avec la poudre suivante :

Acide borique finement pulvérisé.............................
Résorcine................................. } āā 5 gr.
Sucre en poudre...................

II. TRAITEMENT GÉNÉRAL. — Le calomel, à la dose de 1 centigramme à 15 milligrammes toutes les deux heures, rend quelques services.

III. RÉGIME. — Si l'enfant, malgré tout, ne veut pas reprendre le sein, on lui introduira tout doucement dans la bouche du lait extrait de la mamelle ou du lait de vache.

Enfin l'enfant devra ne pas être sorti prématurément.

Coryza blennorragique du nouveau-né. — I. PRO-

PHYLAXIE. — Antisepsie rigoureuse des organes génitaux de la femme, au moment de l'accouchement.

Quand il y a lieu de craindre les accidents de coryza blennorragique, on pourra absterger avec soin dès la naissance les fosses nasales avec un tampon de ouate, imbibé de liqueur de Van Swieten dédoublée.

II. TRAITEMENT. — Faire des irrigations nasales, en ayant soin de fermer les orifices postérieurs des fosses nasales avec un petit tampon de ouate, porté en arrière du voile du palais.

On se servira pour cela de la résorcine en solution à 1 pour 100.

Coryza pseudo-membraneux. — I. TRAITEMENT LOCAL. — Faire des irrigations nasales antiseptiques.

Attouchements de la muqueuse avec le nitrate d'argent et obstruction des fosses nasales à l'aide d'un bouchon de ouate.

II. TRAITEMENT GÉNÉRAL. — Rechercher si ce coryza ne serait pas un accident d'iodisme nasal.

Coryza chronique syphilitique. — I. TRAITEMENT GÉNÉRAL. — Frictions mercurielles et liqueur de Van Swieten.

II. TRAITEMENT LOCAL. — Injections nasales boriquées, afin de rétablir la perméabilité des fosses nasales, suivies d'irrigations avec la liqueur de Van Swieten dédoublée.

Panser les excoriations de la muqueuse avec une pommade au calomel.

Capitan.

Coryza aigu. — TRAITEMENT ABORTIF. — Les poudres suivantes sont efficaces et peuvent arrêter presque immédiatement un coryza qui commence :

Nº 1. Acide borique . . . .   6 gr.
       Salicylate de soude. . . . .   1 —
       Chlorhydrate de cocaïne. . . . .   20 centigr.

Nº 2. Salol . . . .   1 gr.
       Acide borique pulvérisé. . . . .   4 —
       — salicylique . . . .   20 centigr.
       Tannin. . . . .   10 —

Mêler.

Il faut priser une pincée de ces poudres par chaque
narine et les aspirer fortement, de façon à ce qu'elles
pénètrent profondément.

L'emploi de la dernière ne doit pas être continué
plus d'une demi-journée, à la dose d'une prise toutes
les deux heures.

On peut encore employer la formule suivante qui,
quoique moins active que les précédentes, donne cependant des résultats assez satisfaisants :

       Poudre de talc . . . .   5 gr.
       Antipyrine. . . . .   1 —
       Acide borique pulvérisé. . . . .   2 —
       — salicylique . . . .   25 centigr.

Priser assez fréquemment une pincée de cette
poudre.

CROUP ou DIPHTÉRIE LARYNGÉE.

Bouchard, Grancher, Jules Simon.

La sérothérapie, entrée nouvellement dans la pratique, est un procédé thérapeutique qui a abaissé considérablement la mortalité.

Il faut lui adjoindre les badigeonnages antiseptiques

et tous les agents prophylactiques habituels : chaleur, liquides antiseptiques et fumigations gazeuses (1).

DÉCOLLEMENT ANORMAL DES OREILLES.

De Saint-Germain.

Le traitement, très simple, consiste à maintenir les oreilles, au moyen de bandes en caoutchouc.

L'usage du serre-tête ou du bonnet de coton pendant la nuit suffit même la plupart du temps à remédier à cette légère difformité.

DÉFORMATIONS DU NEZ.

Marcel Lermoyez.

Déformations extérieures syphilitiques du nez. — Ces déformations peuvent survenir après le traitement le mieux conduit ; aussi les malades ayant tendance à les attribuer à l'inexpérience du médecin, faut il avoir soin de les prévenir dès l'abord :

1º Que très probablement la maladie laissera après elle une déformation extérieure du nez ;

2º Que cette déformation ne commencera à se montrer peut-être que plusieurs mois après la guérison de la maladie ;

3º Que par un traitement ponctuellement exécuté, il y aura sans doute atténuation du mal qui n'aurait pu être prévenu que si le malade était venu consulter plus tôt.

Le moyen le plus efficace d'éviter ces déformations est en effet de recourir de bonne heure au traitement

(1) Voyez dans Paul Lefert, *La Pratique des Maladies des Enfants*, *La Pratique des Maladies des Poumons*, *La Pratique des Maladies de la Bouche*, de nombreux articles sur la *diphtérie*, sur le *croup* et sur la pratique de la *sérothérapie*.

spécifique pour s'opposer au ramollissement des gommes.

En restreignant l'étendue des pertes de substance, on obvie aux déformations dues à la rétractilité du tissu nodulaire qui leur succède.

DÉVIATIONS DE LA CLOISON DES FOSSES NASALES.

S. Duplay.

Attaquer la portion osseuse de la cloison ; ce procédé a l'avantage de porter son action sur le point le plus large des fosses nasales et sur la partie la plus épaisse de la cloison.

I. TECHNIQUE. — On endort le malade, et avec un petit ciseau, on enlève une lamelle osseuse ; si l'élargissement ne paraît pas suffisant, on peut enlever un second copeau et même pratiquer l'évidement avec la gouge ; si, dans cette manœuvre, on perforait la cloison, il ne faudrait pas s'effrayer, car la cicatrisation comblerait vite l'orifice.

II. TRAITEMENT CONSÉCUTIF. — Après l'opération, il suffit de faire le tamponnement pour arrêter l'hémorragie ; on l'enlève après vingt-quatre ou quarante-huit heures, et il n'est plus nécessaire de faire de pansement ; on se contente de prescrire des lavages au chloral (1/1000).

Au bout du huitième jour, l'amélioration est déjà très sensible et ne fait dès lors que continuer.

Il y a intérêt à remédier complètement à la difformité, car une narine qui n'est plus traversée par l'air devient malade.

On a proposé d'aplatir le cornet trop saillant, ou même de l'extraire, en le sectionnant à sa base pour rétablir la circulation de l'air et la respiration nasale.

P. Berger.

La tumeur visible étant constituée par la cloison dé-
viée, et comprenant à la fois une portion cartilagineuse qui appartient à la cloison et une portion osseuse qui appartient au vomer, il faut pratiquer la
résection de cette portion osseuse, située près du
plancher des fosses nasales, et facile à distinguer de
la portion cartilagineuse par sa consistance spéciale.
A l'aide du ciseau, on enlève des copeaux successifs
de la substance osseuse avec la muqueuse qui la recouvre. Ces sections sont faites parallèlement à la direction de la cloison.

Une dilatation ultérieure de la narine complète la
guérison.

De Saint-Germain.

Les différents procédés usités pour remédier à cette
difformité donnent lieu à des hémorragies abondantes, ce qui est une condition déplorable en raison de
la difficulté de pratiquer l'antisepsie en cette région.

C'est pourquoi nous avons adopté un *modus fa-
ciendi* un peu spécial qui a toujours donné de bons
résultats.

L'instrument nécessaire est une sorte de forceps
à deux branches.

Premier temps. — Chacune des deux branches de l'instrument est introduite séparément par son extrémité
supérieure terminée par une lame d'ivoire, l'une dans
la narine perméable, l'autre dans la narine rétrécie. Les
deux lames étant ainsi en place, elles sont ramenées au
parallélisme, articulées, puis rapprochées à l'aide d'un
pas de vis.

Deuxième temps. — Le second temps consiste à ramener brusquement la cloison dans le sens opposé à

la déviation. Un craquement se fait entendre. L'instrument est laissé en place quelques minutes, puis la vis est reserrée et les deux lames sont retirées.

En général, il est nécessaire de répéter l'opération tous les huit jours pendant deux ou trois mois, et les résultats obtenus dans ces conditions sont excellents.

A. Broca.

Appliquer l'électrolyse ou l'excision par un instrument tranchant, soit au bistouri, soit à l'aide d'un emporte-pièce spécial.

Chatellier.

Déviations non traumatiques de la cloison. — Les cloisons déviées ne deviennent pathologiques que dans les cas où elles s'opposent au passage de l'air par le nez dans la respiration. On peut d'une manière générale, pour en faciliter l'étude pratique, ramener toutes ces anomalies à deux :

1° *Il y a épaississement de la cloison.* — L'opération de Bosworth est ici préférable à tout autre procédé. Elle est simple, facile, rapide et sans danger. Que la saillie soit osseuse, cartilagineuse ou ostéo-cartilagineuse, on peut obtenir avec la scie de Bosworth le même résultat.

2° *Il y a incurvation de la cloison sans épaississement.* — La difficulté opératoire est ici beaucoup plus grande, car toute perte de substance de la cloison sera suivie de perforation.

I. TRAITEMENT PAR LES REDRESSEURS. — On perd son temps à employer les redresseurs : leur action ne dure qu'autant qu'ils sont appliqués, l'incurvation habituelle de la cloison reparaissant aussitôt qu'on les retire.

II. TRAITEMENT OPÉRATOIRE. — L'indication consiste à diminuer les dimensions verticales du septum, pour qu'elles correspondent aux dimensions verticales des fosses nasales. Toutefois il est essentiel de respecter les parties molles, afin d'éviter sa perforation.

L'opération suivante est celle qu'il convient d'employer de préférence.

Technique. — 1° Cocaïnisation des deux faces de la cloison.

2° Incision horizontale, faite du côté saillant à l'aide du bistouri, en suivant l'insertion de la cloison sur le plancher.

3° Incision verticale sur la partie bombée de la déviation.

4° Décollement de la muqueuse sur toute la portion saillante, à l'aide d'un instrument mousse.

5° Section du squelette de la cloison jusque sous le périchondre du côté opposé, en évitant de perforer la muqueuse du côté concave, ce qui est le temps difficile et délicat de l'opération.

Par l'orifice ainsi créé, décoller l'autre face de la cloison des téguments.

6° Résection avec des ciseaux ou un emporte-pièce de toute la partie saillante du squelette dans la plus grande étendue possible.

Tant qu'on s'attaque au cartilage quadrangulaire, l'opération est facile; elle devient beaucoup plus pénible quand il faut réséquer le vomer ou la lame perpendiculaire de l'ethmoïde.

7° Rabattre le lambeau de muqueuse mobilisé et l'appliquer sur celui du côté opposé, périoste contre périoste.

Ne pas appliquer de points de suture.

III. PANSEMENTS. — Faire des pansements à la gaze iodolée, renouvelés au bout de deux jours.

On peut les cesser au bout de quatre jours et se contenter d'applications de vaseline boriquée, répétées plusieurs fois par jour.

DIPHTÉRIE NASALE.

Jules Simon.

Faire des irrigations dans le nez avec de l'eau de feuilles de noyer ou de l'eau boriquée.

Appliquer le plus haut possible la pommade suivante :

Soufre sublimé et lavé..........	4 gr.
Axonge...................	30 —

DOUCHES NASO-PHARYNGIENNES.

P. Reclus.

I. INSTRUMENTS. — L'instrument employé est soit un injecteur ordinaire soit le siphon de Weber.

II. TECHNIQUE. — L'embout olivaire de l'instrument est enfoncé horizontalement de 1 à 2 centimètres, afin que le liquide ne soit pas projeté trop violemment contre le sommet des fosses nasales et des sinus frontaux.

L'irrigateur étant ouvert, le siphon amorcé, le liquide remplit les fosses nasales et la partie supérieure du pharynx.

La contraction du voile du palais et des piliers postérieurs du pharynx oblitère alors l'orifice, si bien que le liquide ne pénètre pas dans l'œsophage ou ne reflue pas vers la bouche, mais revient au contraire par la narine laissée libre et passe ainsi d'une fosse nasale dans l'autre.

III. DURÉE DE LA DOUCHE ET DOSES. — L'important est de faire passer une quantité considérable de liquide.

On peut ainsi faire durer la séance trois quarts

d'heure et laisser pénétrer jusqu'à 25 litres de liquide dans les fosses nasales.

Il n'est point besoin pour cela de 25 litres de liquide : 2 litres suffisent, le liquide étant remis dans l'irrigateur vidé et pouvant ainsi repasser plusieurs fois de suite par les fosses nasales.

IV. LIQUIDE. — Le liquide employé n'a pas grande importance.

L'eau pure semble toutefois ne pas convenir.

On se servira, par exemple, de lait, d'eau goudronnée ou phéniquée ou des solutions astringentes à base de tannin, d'alun, de sulfate de zinc.

V. INDICATIONS. — Ce mode de traitement rend de très grands services dans les affections diathésiques de la muqueuse pituitaire (coryza chronique, ozène), mais surtout il a le grand avantage de pouvoir constituer tout le traitement et d'amener à lui seul une rapide guérison.

ÉCOUVILLONNAGE DU LARYNX.

Varlot.

Écouvillonnage du larynx dans le croup. — L'écouvillonnage accidentel du larynx par le tubage peut dans certains cas donner des résultats très favorables.

L'introduction du tube dans le larynx provoque de violents mouvements réflexes, des quintes de toux et des spasmes des muscles du pharynx. Ces mouvements associés ont comme conséquence fréquente le rejet de fausses membranes, au travers du tube, ou même le rejet simultané de fausses membranes laryngo-trachéales et du tube lui-même.

Si cette éventualité se présente, attendre pour pratiquer le retubage et s'assurer que les phénomènes de suffocation n'ont pas disparu par le fait seul de l'écouvillonnage.

On se contente de placer l'enfant dans une chambre remplie de vapeurs, on surveille son tirage et on se tient prêt à intervenir si de nouveaux accès de suffocation l'exigent : un tube peut être replacé aussi vivement qu'il est enlevé par des opérateurs exercés.

ECZÉMA DE L'OREILLE EXTERNE.

S. Duplay.

Eczéma aigu. — I. TRAITEMENT LOCAL. — Saupoudrer les parties malades avec de la poudre d'amidon, afin de soustraire la peau au contact de l'air.

Faire des lotions astringentes et maintenir en permanence des compresses imbibées d'une solution tiède de sulfate de zinc pour calmer les démangeaisons.

II. TRAITEMENT GÉNÉRAL. — Laxatifs légers et boissons délayantes.

III. RÉGIME. — Nourriture peu excitante.

Eczéma chronique. — I. TRAITEMENT LOCAL. —
1° Faire tomber les croûtes à l'aide de cataplasmes de fécule et de fumigations émollientes.

2° Lavages de l'oreille avec une solution astringente.

3° Calmer les démangeaisons à l'aide d'un glycérolé à l'oxyde de zinc.

4° Attouchements à l'huile de cade, au goudron ou au cinabre, en cas d'eczéma rebelle.

II. TRAITEMENT GÉNÉRAL. — Préparations arsenicales et soufrées.

Tillaux.

Eczéma aigu. — I. TRAITEMENT LOCAL. — Faire des lavages à l'eau de goudron.

Pratiquer des attouchements sur les points malades avec la pommade suivante :

> Vaseline . . . .   10 gr.
> Précipité rouge . . . .   0 — 20

II. Traitement général. — Liqueur de Fowler à l'intérieur.

E. Besnier.

Eczéma infantile des narines et de la lèvre supérieure. — I. Traitement interne. — Huile de foie de morue.

II. Traitement externe. — Badigeonner les narines avec l'huile de foie de morue.

Tamponner les narines avec des boulettes de ouate hydrophile.

Recouvrir la lèvre supérieure d'une feuille de caoutchouc, maintenue de chaque côté par deux lacs, embrassant l'oreille.

Eczéma et folliculite du vestibule. — Lotions avec l'eau ferro-cuivrique de Saint-Christau, ou avec une solution de sulfate de cuivre à 1 ou 1/2 pour 100.

Introduire ensuite dans les narines une boulette de coton, imprégnée de :

> N° 1. Emplâtre diachylon. . . . . }
> Huile d'olives . . . . } ãã P. E.

> N° 2. Acide salicylique. . . . .   0 gr. 10
> Huile d'amandes douces. . . . .   100 —

P. Reclus.

I. Traitement local. — Faire des lotions boriquées fréquentes.

Pratiquer l'enveloppement avec du caoutchouc et appliquer des cataplasmes pour décaper les croûtes adhérentes.

Faire des pulvérisations de salicylate de bismuth.

On empêchera l'encroûtement produit par ces poudres et les sécrétions morbides, en multipliant les lotions locales.

Attouchements des surfaces atteintes avec de l'alcool absolu.

En cas de raideur du pavillon, faire des onctions de glycérine.

II. TRAITEMENT GÉNÉRAL. — Médicaments en usage contre la diathèse herpético-arthritique.

Brocq.

Eczéma et folliculite du vestibule. — Appliquer une pommade avec :

Précipité blanc ou oxyde jaune. .	1 gr.	
Axonge	} āā 10 —	
Lanoline		

Chatellier.

Eczéma humide. — 1° Lavages à la liqueur de Van Swieten, étendue de trois ou quatre fois son volume d'eau. Sécher avec du coton hydrophile.

2° Saupoudrer la région malade avec la poudre d'iodol.

Eczéma sec. — 1° *Sur le pavillon ou les régions extérieures avoisinantes.* — a) Lavages à la liqueur de Van Swieten étendue. Séchage.

b) Applications, matin et soir, d'une couche légère de la pommade suivante :

Iodol	1 gr.
Lanoline	30 —

2° *Dans le conduit auditif.* — a) Injections à la liqueur de Van Swieten étendue. Sécher avec un peu de ouate hydrophile, portée sur un stylet.

b) Remplir le conduit auditif du mélange suivant :

```
Iodol.......................    1 gr.
Huile de paraffine...........   30 —
```

c) Mettre par dessus un tampon de ouate.

Renouveler, dans tous les cas, le pansement, matin et soir.

Menière.

Le phéno-salyl en solution à 1/10, 2/10 et 4/10 donne des résultats beaucoup supérieurs à ceux qu'on obtient par l'emploi des différentes poudres.

EMPYÈME DU SINUS FRONTAL.

Gérard-Marchant.

Le traitement consiste à donner issue à la collection liquide.

L'ouverture par les voies naturelles convient pour les collections suppurées, diagnostiquées dès le début et dans lesquelles il n'y a encore qu'une légère dilatation du sinus frontal.

L'ouverture du sinus par la voie frontale médiane après trépanation permet une intervention plus large et convient aux cas où la cavité est dilatée.

ENGELURES DE L'OREILLE.

E. Besnier.

A la période d'érythème, on peut prescrire des lotions avec une infusion de feuilles de noyer, puis une légère friction avec de l'alcool camphré; enfin on saupoudre avec :

    Salicylate de bismuth..............   10 gr.
    Amidon............................   80 —

Brocq.

Comme astringents, on peut employer les formules suivantes :

    N° 1. Alun............................. ⎱ ãã 5 gr.
          Borax .... ⎰
          Eau de roses.. .. .. 300 —

    N° 2. Borax........................   5 gr.
          Onguent simple................   25 —

    N° 3. Huile camphrée................   2 gr.
          Lanoline......................   20 —

Ladreit de Lacharrière.

Employer les badigeonnages de teinture d'iode, répétés tous les deux ou trois jours.

Si les engelures sont ulcérées, on peut employer le vin aromatique, l'alcool camphré, la liqueur de Van Swieten, le baume de Fioravanti, l'onguent styrax, le liniment oléo-calcaire phéniqué au 1/100 ou l'une des pommades suivantes :

    N° 1. Lycopode...................... ⎱ ãã 0 gr. 50
          Tannin.......................   ⎰
          Axonge.......................   15 —

    N° 2. Acide borique.................   1 gr.
          Chlorhydrate de morphine........ 0 — 10
          Oxyde de zinc..................   1 —
          Vaseline ....   15 —

ÉPAISSISSEMENT DE LA MUQUEUSE PITUITAIRE.

Kirmisson.

I. Traitement médical. — Lotions astringentes. Attouchements avec des substances légèrement caustiques.

II. Traitement chirurgical. — Au besoin, pratiquer avec des ciseaux droits l'excision de la tumeur.

ÉPISTAXIS.

Kirmisson.

Épistaxis traumatique. — I. Traitement local. — Injections astringentes et coagulantes.

On pourrait encore prendre des prises de poudre de sous-nitrate de bismuth.

Comme dernière ressource, on pratiquera le tamponnement antérieur ou même le tamponnement complet des fosses nasales (1).

II. Traitement général. — Sulfate de quinine. Injections sous-cutanées d'ergotine.

Chantemesse.

Épistaxis des vieillards. — Le traitement consiste tout d'abord en une injection d'ergotine (la seringue de Pravaz contenant 0 gr. 06 de la substance active).

Les plus fortes hémorragies nasales cèdent toujours aux injections d'ergotine et cela en très peu de temps, une à cinq minutes.

(1) Voyez *Tamponnement*, page 218.

Plusieurs injections peuvent être faites, sans inconvénient, de suite ou à un très court intervalle.

Quand l'écoulement est presque tari, faire un tamponnement antérieur avec du coton hydrophile, imprégné d'une solution de perchlorure de fer.

Il n'y a jamais d'accidents et les hémorragies, même les plus abondantes, sont toujours arrêtées.

J. Comby.

Épistaxis à répétition. — Prescrire :

Eau distillée de mélisse	60 gr.
Sirop de ratanhia	20 —
Ergotine	0 — 50
Teinture d'Hamamelis virginica	XXX gouttes

A prendre dans la journée.

M. Lermoyez.

I. TRAITEMENT PALLIATIF. — 1° *Épistaxis légère.* — L'épistaxis est souvent d'origine congestive ; elle survient après un séjour dans un air surchauffé, et dans ce cas, il suffit souvent de conduire le malade dans une pièce fraîche et bien aérée pour voir s'arrêter l'hémorragie. En même temps, à l'aide du pouce et de l'index, il sera utile de presser les ailes du nez contre la cloison pendant quelques minutes, la tête étant légèrement penchée en avant, pour faciliter la formation du caillot.

Si malgré ces moyens l'hémorragie continue, on introduira à l'entrée de la fosse nasale un bouchon de ouate imbibé d'une solution hémostatique, telle que antipyrine à 1/10 ou chlorhydrate de cocaïne à 1/5. Le perchlorure de fer liquide doit être rejeté en raison de l'irritation qu'il produit sur la pituitaire.

2° *Épistaxis grave.* — Le tamponnement des fosses nasales s'impose ; on peut le pratiquer suivant deux procédés différents :

a) Tamponnement antérieur. — L'hémorragie est presque toujours antérieure ; aussi ce procédé doit-il être choisi de préférence. Il consiste à introduire dans les fosses nasales une série de petits bourdonnets de ouate ou même une bande de gaze iodoformée, pliée en quatre doubles.

On pourra s'aider d'une pince à branches minces ou d'un speculum nasal.

b) Tamponnement postérieur. — Il se pratique avec la sonde de Belloc ou mieux à l'aide d'une simple sonde urétrale en gomme rouge, n° 10. Ce procédé est brutal ; il expose à des inconvénients sérieux et devrait être définitivement rejeté. En tout cas, il sera bon de le faire précéder d'un badigeonnage de la muqueuse pituitaire avec une solution de cocaïne à 1/50.

II. Traitement curatif. — 1° *Traitement local.* — L'hémorragie est souvent entretenue par une petite lésion de la muqueuse. On y remédiera en transformant le point ulcéré de la pituitaire en tissu cicatriciel.

Dans ce but, il faut employer la cautérisation à l'aide du nitrate d'argent fondu.

2° *Traitement général.* — Inutile pour obtenir un résultat immédiat, il est insuffisant pour prévenir les répétitions.

Chez les enfants, on aura recours aux toniques (arsenic, quinquina).

Chez les cardiaques, administrer les iodures, les bromures.

Chez les brightiques, imposer le lait.

Aux hépatiques, donner les alcalins, les mercuriaux, parfois même user de révulsion sur la région du foie.

Les ferrugineux sont contre-indiqués.

ÉRYSIPÈLE DU NEZ.

Gérard-Marchant.

Irrigations antiseptiques dans les fosses nasales avec l'acide borique ou le sublimé à 1/2000.

ÉRYSIPÈLE DU PAVILLON DE L'OREILLE.

S. Duplay.

Appliquer le traitement de l'érysipèle en général (1).

ÉRYTHÈME DU PAVILLON DE L'OREILLE.

S. Duplay.

I. TRAITEMENT LOCAL. — 1° *Dans les cas légers.* — Appliquer des compresses imbibées d'alcool.
Faire des badigeonnages avec :

> Glycérine. . . . . 30 gr.
> Borate de soude . . . . 4 —

On peut aussi se servir du baume de Fioravanti.
2° *Dans les cas de douleurs vives avec gonflement considérable.* — Les sangsues appliquées derrière l'oreille peuvent être utiles. On peut aussi avoir recours aux mouchetures.
3° *Dans les cas graves.* — Faire tomber les croûtes et toucher les surfaces ulcérées avec la teinture de benjoin, la teinture d'aloès, ou encore le perchlorure de fer.
Faire des lotions avec un liquide alcoolisé ou avec le vin aromatique.

(1) Voyez Paul Lefért, *La Pratique dermatologique*, article *Érysipèle*.

II. Traitement général. — Médication antiscrofuleuse : Huile de foie de morue, iode, iodure.

Kirmisson.

I. Traitement local. — 1° Cataplasmes pour
faire tomber les croûtes.

2° Attouchements des ulcérations à l'aide de liquides
excitants, tels qu'alcool, baume de Fioravanti, vin aromatique, glycérolé au borax.

II. Traitement général. — Toniques et antiscrofuleux.

EXOSTOSES DU CONDUIT AUDITIF.

S. Duplay.

Si la tumeur occasionne des troubles fonctionnels,
le seul traitement est l'ablation faite à la gouge fine et
au maillet.

EXSUDATS DE LA CAISSE.

A. Broca.

Exsudats non purulents. — Recourir à la paracentèse du tympan.

Technique. — 1° Désinfecter le conduit avec du
sublimé à 1/1000. Sécher avec des tampons de ouate
hydrophile aseptique.

2° Anesthésie à la cocaïne et introduction du spéculum.

3° Enfoncer une aiguille lancéolée dans le point qui
bombe, s'il y en a un ; dans la moitié inférieure de la
membrane, s'il n'y en a pas.

4° Vider la caisse au moyen de la douche à air ou

si l'on n'a pas à sa disposition la poire spéciale, dire au malade de souffler, la bouche et les narines étant fermées.

5° Sécher avec de la ouate antiseptique et remplir le conduit de glycérine phéniquée à 1/20.

Renouveler le pansement deux ou trois fois par jour.

FIBROMES DU LOBULE DE L'OREILLE.

S. Duplay.

Pratiquer l'excision précoce et aussi complète que possible de la tumeur, afin d'éviter les récidives.

FISTULES MASTOÏDIENNES.

A. Broca.

Consécutives aux abcès mastoïdiens ouverts spontanément, ces fistules guérissent difficilement et nécessitent souvent la *trépanation mastoïdienne* (1).

FRACTURES DU CONDUIT AUDITIF.

Gellé.

Le traitement de la fracture simple de la lamelle osseuse qui constitue la paroi antérieure du conduit se pratique ainsi :

1° Réduire les parties déplacées, en pressant sur la saillie auriculaire, pendant que le sujet abaissera la mâchoire.

2° Maintenir les fragments en place, au moyen d'un tampon de ouate ou d'un fragment de canule de

(1) Voir *Trépanation de l'apophyse mastoïde*, page 233.

caoutchouc ou de gomme, laissé à demeure et maintenu par un bandage qui s'opposera aux grands mouvements de la mâchoire.

FRACTURES DU LARYNX.

Peyrot.

Fractures simples, sans déformation. — La guérison est la règle. Se garder de toute intervention. Mettre simplement le malade au repos.

Fractures avec déformation compliquée de dyspnée. — Ne pas attendre et pratiquer la *trachéotomie* ou la *laryngotomie thyroïdienne* (1).

Fractures du cartilage cricoïde. — Il faut ici recourir de préférence à la *trachéotomie inter-crico-thyroïdienne.*

FRACTURES DU NEZ.

Tillaux.

Quand il n'y a ni déplacement ni déformation, ce qui est fréquent, appliquer des compresses résolutives.

Si un des fragments fait saillie dans la fosse nasale, le relever.

Si la voûte nasale est affaissée, la redresser et, s'il en est besoin, la maintenir redressée, en tamponnant les narines.

Gérard-Marchant.

1° Assurer l'antisepsie de la région à l'aide des douches nasales (2).

(1) Voir *Trachéotomie*, page 224, et *Laryngotomie*, page 114.

(2) Voyez *Douches naso-pharyngiennes*, page 76.

2° Réduire les déplacements. On peut pour cela se servir d'une sonde de femme qui permettra de soulever les fragments tandis qu'un doigt, placé à l'intérieur, facilitera la coaptation.

3° Maintenir la réduction. L'appareil plâtré suffit le plus souvent, pourvu toutefois que le gonflement des parties molles ne soit pas trop considérable, que la réduction soit accomplie et maintenue jusqu'à dessiccation complète de l'appareil.

FRACTURES DE L'OS HYOÏDE.

Hartmann.

1° *Réduire les déplacements.* — L'index étant introduit dans la bouche, repousse en dehors et en avant le fragment postérieur, tandis que l'autre main exerce les pressions nécessaires en dehors sur le reste de l'os.

2° *Maintenir la réduction.* — Le simple repos suffit.

3° *Combattre les accidents inflammatoires.* — Prescrire les antiphlogistiques locaux.

FURONCLES DU CONDUIT AUDITIF.

S. Duplay.

L'incision prématurée est un excellent moyen d'abréger la durée du furoncle.

Tillaux.

S'il existe de grandes douleurs, s'il y a des nuits agitées, de l'insomnie, et si l'on est bien fixé sur la partie atteinte, on ne doit pas attendre la suppuration pour inciser. Le soulagement est quelquefois immédiat.

A. Broca.

Furoncles simples du conduit. — On déterge le conduit auditif avec de petits tampons de coton, imbibés d'eau boriquée ou de sublimé à 1/1000.

On fait ensuite un pansement antiseptique du conduit. Pour cela, il suffit d'y introduire une mèche de coton qu'on imbibe plusieurs fois par jour (sans la retirer) d'une solution de sublimé à 1/1000.

Il est préférable, après avoir incliné de côté la tête du malade, d'instiller dans le conduit auditif, une ou deux fois par jour, une solution de glycérine phéniquée au 1/20 : chez les enfants très jeunes, ayant moins de 2 ans, employer une solution au 1/40.

Sous l'influence de ce simple traitement, les phénomènes inflammatoires se calment très vite, et la guérison définitive s'obtient en quatre ou cinq jours, le plus souvent par résolution.

On n'observe jamais ces séries de furoncles récidivants, si fréquents à la suite de pansements trop irritants.

Furonculose accompagnée d'œdème et de lymphangite rétro-auriculaire. — Dans les cas légers, les instillations de glycérine phéniquée suffisent à faire disparaître l'inflammation.

Si la rougeur est plus accentuée, on appliquera sur la région mastoïdienne de larges compresses humides de sublimé à 1/2000.

Adéno-phlegmon. — On incisera largement et profondément la collection purulente, à un centimètre en arrière du sillon rétro-auriculaire, et parallèlement à sa direction.

Dans les cas douteux, il faudra toujours explorer attentivement le fond de la plaie avec le doigt et le stylet, pour savoir si l'apophyse mastoïde ne présente pas un point dénudé.

Gellé.

Appliquer le traitement antiphlogistique dès le début : on posera deux à cinq sangsues en avant du tragus, ou bien sous le lobule, et sur les points les plus engorgés. C'est un excellent calmant de la douleur; on se guidera sur l'intensité de la réaction générale et sur l'étendue de la tuméfaction.

On se trouvera bien des bains d'oreille avec l'eau chaude; tantôt des irrigations chaudes, tantôt des cataplasmes tièdes arrosés de substances calmantes et huileuses réussiront mieux.

Lorsqu'on aura recours aux bains d'oreille, on peut conseiller les bains prolongés avec une solution concentrée d'atropine :

Sulfate d'atropine. . . . .   0 gr. 20
Eau distillée. . . . .   20 —

Courtade.

TRAITEMENT PAR LE TUBAGE DU CONDUIT AUDITIF. — Le tubage, appliqué avant l'ouverture du furoncle, paraît pouvoir le faire rétrocéder.

Lorsque le furoncle est ouvert depuis plusieurs jours, le tubage fait disparaître les douleurs le jour même. Des malades, qui n'avaient pas dormi depuis huit ou quinze jours, ont pu reposer toute la nuit, dès que le tubage a été pratiqué.

Le tubage est encore indiqué lorsque, après ouverture du furoncle, il persiste un gonflement marqué du conduit.

Le tube de caoutchouc fait alors disparaître l'infiltration ; en quarante-huit heures, un conduit audiiif oblitéré par le gonflement des parois reprend son diamètre normal si le drain est gros; en outre, il permet aux injections qui sont alors utiles, indispensables, et donnent d'excellents résultats, de balayer toute la partie du conduit, située en arrière du furoncle. Le tube de caoutchouc s'oppose enfin aux rétrécissements cicatriciels consécutifs.

Ainsi donc, effet abortif possible, soulagement à peu près constant des douleurs, dilatation du conduit, antisepsie facilitée, rétrécissements ultérieurs évités, tels sont les avantages de la méthode.

L'introduction du tube n'est pas aussi pénible qu'on l'imaginerait *a priori*.

Hermet.

TRAITEMENT PAR LE NITRATE D'ARGENT. — 1º *Technique*. — On retire de grands avantages du nitrate d'argent. Se servir d'une solution au dixième.

Introduire dans l'oreille un tampon de ouate, trempée dans cette solution et l'y laisser vingt-quatre heures.

2º *Avantages et mode d'action*. — Avec ce traitement, le furoncle de l'oreille ne se termine jamais par suppuration; ce n'est que dans l'infime minorité des cas qu'on constate une récidive. Pour arriver au résultat abortif, une seule application est nécessaire en général; dans quelques cas, il faut renouveler l'application. Le nitrate d'argent agit en pénétrant à l'intérieur des follicules pileux.

3º *Soins consécutifs*. — Après l'incision du furoncle, dans le but d'éviter l'auto-inoculation, laisser dans le conduit un tampon de ouate imbibé d'alcool salolé à 1 pour 100.

Ce traitement doit être renouvelé aussi souvent qu'il est nécessaire jusqu'à cicatrisation complète.

GANGRÈNE DU PHARYNX.

Le Gendre.

I. TRAITEMENT LOCAL. — Prescrire des lavages au permanganate de potasse à 1/3000, et à l'hypochlorite de soude.

II. TRAITEMENT GÉNÉRAL. — Médication tonique et stimulante.

HÉMATOCÈLE DE LA CLOISON DU NEZ.

Tillaux.

L'incision du foyer sanguin n'est pas utile, à moins qu'il n'y ait d'indications spéciales, telles que douleur, gêne de la respiration.

HÉMATOME ou HÉMATOCÈLE DU PAVILLON DE L'OREILLE.

Tillaux.

La ponction simple ne suffit pas en général.

Le mieux est de fendre la tumeur dans toute sa hauteur, afin d'obtenir ensuite le rapprochement des parois par suppuration.

Gellé.

Au début, si l'accident a une marche légèrement aiguë, employer les résolutifs.

Plus tard, conseiller soit le séton, soit l'incision simple (1).

(1) Voir en outre *Othématomes*, page 136.

HÉMORRAGIES DU LARYNX.

Poyet.

Hémorragies du larynx. —I. TRAITEMENT LOCAL.
— Une hémorragie abondante du larynx peut être
arrêtée par la compression ou la ligature, si on peut
atteindre le vaisseau lésé.

II. TRAITEMENT GÉNÉRAL. — Une médication tonique sera utile dans le cas d'hémorragie catamé-
niale : l'arthritisme, le nervosisme, la chlorose et
l'anémie devront être combattus par les moyens qui
leur sont propres.

III. HYGIÈNE. — Le malade devra éviter toute cause
d'irritation du larynx.

Hémorragies de l'épiglotte. — Appliquer sans hésiter les pinces à forcipressure sur ce fibro-carti-
lage.

Hémorragies des cordes vocales. — Ordonner le
repos de la voix.

HÉMORRAGIES NASALES.

Voyez *Épistaxis*, page 83, et *Tamponnement*, page 218.

HERPÉTIDES NASALES.

Dujardin-Beaumetz.

Appliquer le soir, à l'orifice des fosses nasales, la
pommade suivante :

Goudron	0 gr. 50
Acide salicylique.	0 -- 25
Vaseline.	15 —

HYPEROSMIE.

M. Lermoyez.

C'est une exagération de l'acuité olfactive.

Elle relève soit d'un état général mauvais (hystérie, neurasthénie, grossesse), soit d'altérations nasales.

Pulvériser des solutions faibles de chlorhydrate de cocaïne à 1/100 ou de bromure de potassium à 1/100.

HYPERTROPHIE PAPILLOMATEUSE DES FOSSES NASALES.

Voir *Papillomes des fosses nasales*, page 168.

ICTUS LARYNGÉ.

Merklen.

L'antipyrine, à la dose de 2 à 3 grammes par jour, répond à l'indication thérapeutique de modérer l'irritabilité du larynx et les quintes de toux spasmodique.

INSTILLATIONS AURICULAIRES.

Menière.

A l'aide d'un compte-gouttes, faire tomber dans le conduit auditif IV à VI gouttes, de la solution médicamenteuse qu'on veut employer.

Contre les douleurs, prescrire :

Nº 1. Eau distillée de laurier-cerise . . . . . 10 gr.
Chlorhydrate de morphine . . . . 0 — 50

N° 2. Chlorhydrate de cocaïne . . . . 0 gr. 50
 Résorcine. . . . . 0 — 50
 Eau distillée . . . . 10 —

INTUBATION DU LARYNX.

Voir *Tubage du larynx*, page 237.

LARYNGECTOMIE.

Périer.

Laryngectomie sans trachéotomie préalable. —
I. ANTISEPSIE PRÉ-OPÉRATOIRE.— Les jours qui précèdent l'opération, on pratique l'antisepsie buccale (1)
au moyen de gargarismes répétés.

Au moment de l'opération, on pratique l'antisepsie
du champ opératoire, comme on a l'habitude de le
faire.

II. ANESTHÉSIE. — Anesthésie au chloroforme par
le procédé ordinaire, jusqu'au moment où la trachée
sera sectionnée. A ce moment, on continue l'anesthésie par la canule.

III. INSTRUMENTS. — Pinces de différentes sortes
(pinces à disséquer et à greffer, pinces à forcipressure, pinces de Museux): aiguilles ; ténaculum.

En outre, on se servira de la canule Périer, qui
consiste en un gros tube métallique en forme de crosse,
une de ses extrémités a une forme de cône, tandis
que l'autre bout se termine par un petit téton auquel
s'adapte un caoutchouc. Au milieu de sa face convexe, elle porte un petit taquet.

(1) Voyez Paul Lefert, *La Pratique des Maladies de la
Bouche et des Dents*, article *Antisepsie buccale*.

LEFERT. — Maladies du larynx. 6

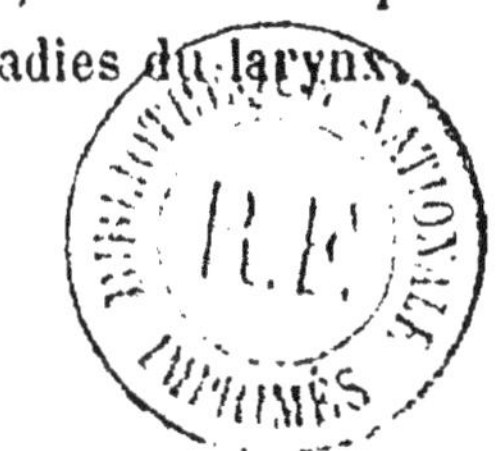

IV. **Manuel opératoire.** — Le malade est placé dans la position de la trachéotomie.

Premier temps. — *Incision des téguments : première incision transversale*, à un travers de doigt au-dessous du bord inférieur du cartilage cricoïde, rejoignant les deux sterno-mastoïdiens.

Deuxième incision parallèle à la précédente, menée au-dessous du corps thyroïde, atteignant la membrane thyro-hyoïdienne.

Troisième incision médiane, réunissant les deux premières.

Deuxième temps. — *Dissection des lambeaux.* — Le décollement des lambeaux cutanés met à nu le larynx. Disséquer successivement chacun des deux lambeaux, en rasant la surface externe des cartilages, pour les rabattre ensuite. Sectionner les constricteurs du pharynx.

Troisième temps. — *Section de la trachée.* — Le larynx étant libre, l'hémostase assurée, passer dans chacune des deux parois latérales du larynx, au niveau des premiers anneaux de la trachée, à l'aide de l'aiguille courbe de Reverdin, en tâchant de ne pas piquer la muqueuse laryngée, un fil de soie noué en anse.

Glisser une sonde cannelée entre le larynx et l'œsophage et sur cette sonde, sectionner d'un seul coup la trachée transversalement.

Dans l'orifice intérieur, on introduit alors rapidement l'extrémité conique de la canule, qu'on maintient sur la trachée à l'aide des deux fils noués autour du taquet. L'autre extrémité de la canule est adaptée à un tube de caoutchouc, au moyen duquel on continue l'anesthésie.

Quatrième temps. — *Dissection et extirpation du larynx.* — Saisir le larynx à l'aide du ténaculum et disséquer de bas en haut. Sectionner la membrane thyro-hyoïdienne, les cornes du cartilage thyroïde et l'épiglotte.

Cinquième temps. — *Sutures.* — Elles sont au nombre de trois :

Une première suture longitudinale réunit les deux lèvres de l'incision médiane.

Une seconde suture unit l'orifice inférieur du pharynx à la surface cutanée, en tâchant de le rétrécir autant que possible.

Une troisième suture réunit l'orifice supérieur de la trachée au rebord cutané et assure ainsi la communication des voies aériennes avec l'air extérieur. C'est à ce moment qu'on retire la canule.

Laryngectomie après trachéotomie. — I. Anesthésie. — L'anesthésie dans ce cas sera faite au moyen de l'entonnoir métallique adapté à une canule ordinaire.

II. Manuel opératoire. — Les lignes d'incision sont les mêmes, sauf l'incision longitudinale qui naturellement doit contourner les bords de l'incision trachéale déjà existante.

La dissection est rendue généralement plus laborieuse par la présence d'un tissu cicatriciel parfois très épais qui s'est formé autour de l'incision de la trachéotomie.

III. Soins consécutifs. — 1° *Pansement pharyngé.* — Se contenter d'un pansement sec ou au besoin mettre un pansement humide, fait à l'aide d'une solution de chloral à 1/100.

2° *Pansement trachéal.* — Maintenir une humidité constante, soit à l'aide d'eau chloralée, soit à l'aide d'une solution de chloral dans laquelle on aura ajouté quelques gouttes de glycérine créosotée.

Renouveler fréquemment les pansements.

3° *Pulvérisations d'eucalyptol dans la chambre.*

IV. Régime. — Au début, nourrir le malade avec

la sonde de Nélaton. Éviter de surcharger l'estomac.

Conseiller le repos absolu, au milieu d'un isolement complet.

E. Schwartz.

Laryngectomie partielle. — Le cancer est souvent unilatéral, et, dans ces conditions, on a remarqué que quand on enlevait la moitié du larynx malade, la récidive ne se faisait pas plus rapidement qu'à la suite de l'ablation totale.

Par contre, l'*hémilaryngectomie* est moins meurtrière, et donne de meilleurs résultats au point de vue fonctionnel : il faudra donc y avoir recours toutes les fois qu'on le pourra. Si l'examen laryngoscopique n'a pas montré d'une façon péremptoire la bilatéralité de la lésion, il faut, après trachéotomie préalable, fendre le cartilage thyroïde sur la ligne médiane, examiner soigneusement la cavité laryngée, et, si elle suffit, faire l'ablation unilatérale.

On doit la réserver aux cancers intrinsèques, c'est-à-dire limités à la cavité du larynx, et à certains cancers extrinsèques à marche lente et ayant peu envahi les ganglions.

Dans tous les autres cas on devra, quand la respiration sera gênée, recourir au traitement palliatif, à la *trachéotomie*.

Laryngectomie totale sans trachéotomie. — La laryngectomie totale sans trachéotomie préalable est une opération bien conçue, mais elle n'est pas toujours applicable.

Le larynx doit pour cela ne pas être fixé par des adhérences aux tissus périphériques, et pour tenter l'extirpation du larynx sans trachéotomie préventive, il faut avant tout que le larynx soit bien mobile.

LARYNGITES.

Constantin Paul.

Laryngite aiguë catarrhale. — Prescrire :

Nitrate d'aconitine..............	0 gr. 001
Bromhydrate de quinine	0 — 50
Extrait de réglisse............	Q. S.

F. s. a. dix pilules ; deux à quatre pilules dans la journée.

Le soir, faire prendre deux cuillerées à soupe du sirop suivant :

Sirop diacode.............		
— de bourgeons de sapin ..	}	àà 10 gr.
— de coquelicots........		

On peut donner encore :

Sirop de polygala............	30 gr.

Envelopper le cou chaudement.
Recommander les pédiluves sinapisés.

Descroizilles.

Prescrire :

Musc	20 centigr.
Sirop	25 gr.
Eau de tilleul	60 —

Quatre à six cuillerées à café, par jour.

Ch. Mauriac.

Laryngite syphilitique. — I. Traitement géné-
RAL. — Administrer simultanément le mercure et

l'iodure. Toutefois, l'iodure semble agir avec plus de promptitude que le mercure, à la condition de le donner d'emblée à une forte dose (3 ou 4 gr. au moins).

1° *Indications et contre-indications de l'iodure.* — L'iodure présente-t-il quelques dangers? Y a-t-il des restrictions à son emploi? Ne pas craindre de guérir trop vite les ulcérations et de favoriser ainsi la formation d'une sténose cicatricielle, à laquelle le malade n'aurait pas le temps de s'accoutumer. Mais le médicament congestionne rapidement la muqueuse laryngée, comme celle des yeux et du nez. Ce sont là des effets physiologiques, immédiats, brusques, violents, qui arrivent à produire une sorte de pseudo-grippe, dont les symptômes inquiètent.

Dans les sténoses aiguës, dans les paralysies bilatérales des dilatateurs, il serait imprudent d'augmenter la congestion qui existe déjà ou d'en créer une qui diminuerait encore le faible hiatus linéaire séparant le bord libre des cordes vocales paralysées.

Ces éventualités doivent faire renoncer à ce précieux agent. Mais de pareils cas sont rares, et la contre-indication formelle de l'iodure est exceptionnelle.

2° *Indications du mercure.* — Employer le mercure largement, en frictions ou en injections de calomel. Pousser le traitement avec vigueur, surtout si on ne peut pas recourir à l'iodure.

Dans le cas contraire, la médication iodurée primera la médication hydrargyrique.

II. Traitement local. — Attouchements intralaryngiens avec la cocaïne et la morphine, ou des glycérolés iodo-opiacés.

Parfois, cautérisations au nitrate acide de mercure ou au galvano-cautère.

Laryngite syphilitique avec dyspnée. — Si *la*

dyspnée est extrême et qu'il y ait du sifflement laryngo-trachéal, la sténose ne sera vaincue que par la trachéotomie, mais à la condition de continuer la médication spécifique.

Laryngite syphilitique compliquée de pseudo-phlegmons. — S'il y a des pseudo-phlegmons, appliquer des vésicatoires, pansés à l'onguent napolitain.

A. Gouguenheim.

Laryngite aiguë. — 1° Chaque soir, deux cuillerées à soupe de :

Sirop diacode. . . . . } āā 40 gr.
— de bourgeons de sapin. . . . }

2° Pulvérisations avec une décoction tiède de laitue, au moyen du pulvérisateur de Richardson.

3° Pansement intra-laryngien à la cocaïne, en cas de douleurs trop vives.

Laryngite tuberculeuse. — Le traitement chirurgical des *végétations* dans la laryngite tuberculeuse comprend :

1° Antisepsie préalable de la cavité laryngienne ;
2° Intervention chirurgicale, manuel opératoire ;
3° Suites de l'opération.

I. ANTISEPSIE PRÉALABLE DE LA CAVITÉ LARYNGIENNE. — Huit à dix fois avant la première intervention, pratiquer un pansement laryngé avec la seringue à bec courbe, contenant une solution de menthol et de créosote dans l'huile :

Menthol. . . . .   20 gr.
Huile d'amandes douces. . . . .   100 —
— créosotée . . . .   20 parties.

Ce pansement sera pratiqué tous les deux jours, le matin à jeun.

Limiter chaque fois, autant que possible, la projection du liquide médicamenteux à la région sus-glottique. Faire le pansement avec douceur et rapidité.

La première fois, le pansement n'est fait qu'avec la moitié du contenu de la seringue et ensuite seulement avec la seringue pleine, qui a une contenance de 2 centimètres cubes.

II. Manuel opératoire. — Pratiquer la première opération, huit jours environ après le premier pansement à l'huile de menthol créosotée.

Pratiquer l'opération à jeun. Faire un dernier pansement à l'huile de menthol créosotée, dix minutes environ avant d'opérer.

Puis procéder à l'anesthésie locale, avec une solution de chlorhydrate de cocaïne, dont on badigeonne le pharynx buccal, à l'aide du pinceau de charpie. Toucher le larynx et autant que possible la région aryténoïdienne avec le porte-éponge laryngien, imbibé de la même solution. Placer ensuite le sujet devant la lampe de Drumond à l'éclairage oxhydrique.

Se servir d'un emporte-pièce laryngien, constitué par deux petites cupules fenêtrées ovalaires, montées par une de leurs extrémités sur une petite tige plate d'acier. Les deux tiges, fléchies chacune en sens contraire, sont enfermées comme deux ressorts dans une autre tige creuse cylindrique. Les cupules fenêtrées se trouvent seules découvertes. Elles se correspondent face à face par leur bord tranchant, s'écartent l'une de l'autre, quand les tiges pleines qui les supportent sont poussées au dehors de la tige creuse, et se rapprochent pour s'accoler l'une à l'autre dans le cas contraire.

III. Suites de l'opération. — Après l'intervention, panser la région opérée, facilement visible, à la poudre d'iodoforme, au moyen de l'insufflateur.

Le soir de l'opération, refaire le même pansement.
Recommander le silence absolu.

Donner au malade des glaces à sucer et des boissons glacées.

Le lendemain et pendant trois jours, chaque matin, faire un pansement en injectant de l'huile de menthol créosotée, puis laisser le malade en observation.

Si une seule séance opératoire n'est pas suffisante, reprendre l'extirpation une seconde fois et ainsi trois et quatre fois, si cela est nécessaire.

Si, après une intervention, il se produit du gonflement de la région opérée ou des régions voisines, conseiller le repos absolu, avec des inhalations émollientes.

Si la récidive tend à se produire, remplacer les pansements ordinaires par l'*acide lactique*.

Laryngite syphilitique tertiaire aiguë. — I. TRAITEMENT INTERNE OU TRAITEMENT SPÉCIFIQUE. — Prescrire le mercure et l'iodure mélangés, ou bien l'un ou l'autre; ce traitement réussit toujours, à condition de l'appliquer avec une énergie croissante.

Donner deux cuillerées à soupe de sirop de Gibert, avec addition de 1 à 4 grammes d'iodure de potassium.

Quand le malade ne peut supporter le mercure, administrer l'iodure à des doses s'élevant rapidement de 1 à 8 grammes par jour.

Prescrire en même temps des toniques, tels que le fer et le quinquina.

II. TRAITEMENT EXTERNE. — Il n'est pas nécessaire.

Laryngite syphilitique tertiaire chronique. — I. TRAITEMENT INTERNE. — Dans les formes lentes, il est rare que l'on puisse enrayer complètement les lésions produites; car les tuméfactions s'organisent rapidement, et le processus devient irrémédiable;

c'est là la cause de l'effet pernicieux de la syphilis sur la fonction vocale; grâce au traitement, on peut faire disparaître les poussées les plus récentes et empêcher le mal de pénétrer trop loin; c'est un long traitement, qui ne différera guère de celui de la forme aiguë, mais qu'on sera obligé de suspendre fréquemment.

Le mercure sera toujours le médicament de choix.

Le traitement mixte rendra aussi les plus grands services.

Mais, en cas d'intolérance du traitement mercuriel, s'adresser à l'iodure de potassium et administrer ce médicament, avec la plus grande vigueur, sans en redouter les suites; les craintes de son action curative trop énergique et de son influence sur la formation des brides cicatricielles sont chimériques.

Ce traitement doit durer longtemps, avec les suspensions nécessaires; il y aura grand avantage à le seconder par l'envoi des malades à certaines eaux thermales à haute température, sulfureuses ou salines (1).

II. TRAITEMENT EXTERNE. — Pour le pansement des ulcérations, employer l'iodoforme, l'iodol, le naphtol et le salol camphrés.

S'adresser à l'acide chromique, quand il y aura lieu de réprimer des tuméfactions excessives et diffuses.

La galvano-caustique rendra service, quand il s'agira de trancher des anneaux fibreux développés au-dessus de la glotte, ou bien de couper des membranes développées entre les lèvres de la glotte.

L'instrument tranchant, une pince coupante, sera l'appareil de choix, quand on aura à extirper des tumeurs pédiculées, réfractaires à l'action des spécifiques.

____

(1) Voyez E. De la Harpe, *Formulaire des eaux minérales*, Paris, 1894.

Après ces interventions, chaque fois qu'elles auront eu lieu, faire prendre au malade de la glace, pendant un certain temps, pour combattre la tendance facile aux inflammations consécutives à ces traumatismes.

Quand la respiration sera entravée par les rétrécissements du larynx, faire la trachéotomie, un peu bas, à cause de la possibilité de rencontrer des lésions identiques au-dessous de la glotte, et, après, profiter de la sécurité que donne la trachéotomie pour pratiquer la dilatation avec les canules de Schroetter.

Le Gendre.

Laryngite aiguë chez les enfants. — TRAITEMENT PAR L'ENVELOPPEMENT FROID. — Dans les laryngites aiguës, et en général, dans toutes les affections aiguës des voies respiratoires chez des enfants (*amygdalites* et *phar*... *ites* aiguës à début brusque, avec prédominance a⸗ l'état fluxionnaire, maladies aiguës des bronches et des poumons), prescrire l'enveloppement hydropathique du thorax.

On prend une pièce de gaze, pliée en huit doubles, d'une hauteur suffisante pour aller de l'ombilic au sommet du thorax et assez longue pour faire le tour du thorax, au moins une fois.

On la trempe dans de l'eau à la température de la chambre, et on l'applique autour du thorax après l'avoir exprimée; on enroule par dessus un morceau de taffetas gommé de mêmes dimensions.

Au bout de quelques minutes, la dyspnée, l'agitation, la toux diminuent considérablement, et en quelques heures, la congestion se dissipe.

L'enveloppement peut être prolongé plusieurs jours de suite et on doit y revenir à chaque nouvelle atteinte congestive.

J. Comby.

Laryngite aiguë simple. — I. TRAITEMENT LOCAL. — Enveloppement du cou avec de la ouate et du taffetas gommé.

II. TRAITEMENT GÉNÉRAL. — Prescrire :

Teinture d'aconit. . . . . } àà 10 gr.
Alcoolature de racines d'aconit. . . }

Faire prendre XV gouttes, matin et soir.
Si la toux est fréquente, donner :

N° 1. Julep gommeux. . . . . 60 gr.
     Oxyde blanc d'antimoine. . . . . . . 0 — 50
     Sirop de codéïne . . . . 5 —

N° 2. Looch blanc . . . . 60 gr.
     Kermès . . . . 0 — 05

Variot.

Laryngite suffocante. — Pour calmer les phénomènes de suffocation, les inhalations de vapeur d'eau donnent de bons résultats.

Il est de règle qu'un enfant, placé à temps, avec un tirage modéré, dans une atmosphère saturée de vapeur d'eau, soit soulagé et que son tirage cède au bout de quelques heures.

Les enfants, réfractaires aux inhalations de vapeur d'eau, sont assez souvent des bébés à orifice glottique étroit et à phénomènes spasmodiques plus prononcés que des enfants plus âgés.

On ne constate que rarement des phénomènes de congestion pulmonaire chez des enfants qui ont été soumis à ce traitement pendant plusieurs heures. Ces phénomènes sont d'ailleurs très fugaces et la guérison est rapide.

M. Lermoyez.

Laryngite aiguë. — I. TRAITEMENT HYGIÉNIQUE.
— 1° Éviter de parler à voix haute et ne parler à voix
basse qu'autant qu'il sera nécessaire.

2° Cesser complètement l'usage du tabac et ne pas
rester auprès de personnes qui fument.

3° Garder le repos à la chambre, en entretenant
toujours un certain degré d'humidité de l'air, au
moyen de pulvérisations.

4° Enfin comme recommandation essentielle, proscrire les boissons alcooliques, les mets épicés ou glacés.

II. TRAITEMENT LOCAL. — Trois fois par jour,
pendant dix ou douze minutes, pratiquer une inhalation de vapeur d'eau pure, ou mieux en employant
une infusion de plantes aromatiques (tilleul, sureau,
lavande).

Lorsque l'inflammation aiguë sera devenue moins
intense, on pourra ajouter à l'eau d'inhalation une
cuillerée à café de :

> Alcool à 90° . . . . 100 gr.
> Eau de laurier-cerise . . . . 20 —

Pendant toute la période aiguë, il faut s'abstenir
rigoureusement de toute pulvérisation, insufflation
ou badigeonnage.

III. TRAITEMENT GÉNÉRAL. — 1° Trois fois par jour,
faire prendre un des cachets suivants, à titre d'antiseptique général :

> Chlorhydrate de quinine. . . . . . . 0 gr. 20
> Benzonaphtol. . . . . 0 — 80

2° Au cas où les douleurs laryngées persistent
malgré les inhalations, faire prendre trois fois par
jour, de préférence vers le soir, dans une tasse de ti-
sane bien chaude, 11 gouttes de la solution suivante :

Eau de laurier-cerise . . . . 20 gr.
Chlorhydrate de morphine. . . . . . 0 — 10

3° Révulsion générale par des bains de pieds chauds, chaque soir, pendant un quart d'heure.

La révulsion locale énergique est plutôt nuisible et doit être proscrite : elle augmente la congestion laryngée. On lui préférera l'application permanente d'une simple compresse froide, maintenue par du taffetas gommé.

La révulsion intestinale est inutile.

Laryngite à la période de convalescence. — Le traitement doit être continué, lorsque le malade commence à reprendre la voix et l'on doit lui faire comprendre que la convalescence, au point de vue de l'avenir, nécessite autant de soins que la période aiguë.

I. TRAITEMENT LOCAL. — 1° Chaque jour, insufflations de poudre d'alun sur les cordes vocales ou badigeonnages avec une solution de chlorure de zinc à 1/10 ou au nitrate d'argent à 1/40.

2° Dans l'intervalle, faire des pulvérisations laryngiennes astringentes, deux fois par jour, avec une solution d'alun ou de tannin à 1/100.

II. TRAITEMENT GÉNÉRAL. — Prescrire les préparations de noix vomique, comme tonique de la voix.

Garnault.

Laryngite aiguë. — En présence d'une laryngite aiguë, faire garder un repos absolu du larynx, en recommandant de parler le moins possible même à voix basse, rester à la chambre et même au lit, en provoquant la sudation par des tisanes chaudes.

Prendre, toutes les heures, une cuillerée à bouche de la potion à l'aconit :

Alcoolature d'aconit.......... XX gouttes
Eau distillée de mélisse .... 100 gr.
Sirop diacode............... 30 —

Les vaporisations de benjoin, d'huile de térébenthine et de teinture d'eucalyptus sont utiles, de même que les pulvérisations de ces substances, faites au moyen d'un pulvérisateur à vapeur; éviter de s'exposer à l'air froid après une vaporisation et surtout une pulvérisation, car le larynx est devenu très sensible à toutes les causes d'irritation et de refroidissement.

LARYNGITE STRIDULEUSE ou FAUX CROUP.

Dieulafoy.

Laryngite striduleuse chez les enfants. — Le traitement consiste à appliquer quelques révulsifs ou mieux une éponge bien chaude sur le cou de l'enfant.

Faire des pulvérisations dans la chambre de l'enfant.

Prescrire des boissons émollientes.

La trachéotomie est rarement nécessaire.

Constantin Paul.

La dilatation de la glotte donne de très beaux résultats.

On se sert d'une pince à dilatation parallèle et on obtient généralement la cessation complète des spasmes, après trois ou quatre pressions progressives.

Jules Simon.

Laryngite striduleuse chez les enfants. — Administrer d abord un vomitif ;

> Poudre d'ipéca . . . . 0 gr. 30 à 1 gr.
> Sirop de violette . . . . 30 —
> Looch blanc . . . . 120 —

F. s. a. — Par cuillerées à dessert, de demi-heure en demi-heure.

Donner ensuite l'une des potions antispasmodiques suivantes :

No 1. Kermès minéral . . . . 0 gr. 05 à 0 gr. 10
Alcoolature de racines d'aconit. } àà V à X gouttes
Teinture de belladone . . . . . . }
Sirop de fleurs d'oranger. . . . . . . 30 gr.
Eau de tilleul . . . . 120 — .

F. s. a. — Par cuillerées à café, pour les enfants de un à deux ans ; par cuillerées à dessert, pour les enfants plus âgés, d'heure en heure ou de demi-heure en demi-heure, suivant les cas.

No 2. Alcoolature de racines d'aconit. . . . X gouttes
Sirop diacode . . . . 15 gr.
— de Tolu. . . . . 30 —
Eau distillée de tilleul . . . . 60 —

M. — Par cuillerées à café, d'heure en heure, pour un enfant de trois ans.

No 3. Sirop de belladone . . . .)
— de codéïne . . . . } àà 10 gr.
— de Tolu. . . . .)

Une cuillerée à café, matin et soir.

Henri Huchard.

I. TRAITEMENT MÉDICAL. — Prescrire d'emblée le bromure de potassium à doses élevées.

Les vomitifs sont dangereux, l'eau chaude au devant du cou, le sinapisme sur les membres inférieurs, les aspirations d'éther sont des moyens infidèles.

II. Traitement chirurgical. — On ne doit recourir au traitement chirurgical qu'en cas d'urgence. Les moyens à employer sont le *tubage* ou la *trachéotomie* (1).

J. Comby.

Laryngite striduleuse. — I. Au moment de l'accès. — Appliquer une éponge imbibée d'eau chaude sur le larynx.

Administrer un vomitif.

Faire de la révulsion à distance par l'enveloppement des jambes avec de la ouate.

Faire prendre la potion suivante :

Lait tiède sucré.	150 gr.
Sirop de chloral. . . . . } àà	0 — 50
Bromure de sodium. . . . . . . }	
Jaune d'œuf n° 1.	

Par cuillerées à café, de demi-heure en demi-heure.

II. Traitement consécutif. — Agir comme pour un rhume simple.

Boissons chaudes ; potion expectorante.

Potions antispasmodiques, telles que :

N° 1. Julep gommeux	60 gr.
Kermès minéral	0 — 05
N° 2. Bromure de potassium.	0 gr. 50
Sirop de belladone.	10 —
— d'écorces d'oranges	30 —
N° 3. Chloroforme.	X gouttes
Glycérine	5 gr.
Sirop de Tolu.	20 —
Eau distillée	20 —

(1) Voyez *Tubage*, page 237, et *Trachéotomie*, page 224.

N° 4. Hydrolat de laitue . . . .   60 gr.
Sirop de codéine. . . . .   4 —
— de fleurs d'oranger . . . .   20 —
Alcoolature de racines d'aconit . . .   X gouttes

LARYNGOPATHIES.

Ch. Mauriac.

Laryngopathies syphilitiques. — I. TRAITEMENT INTERNE. — Prescrire :

Biiodure de mercure. . . . .   10 centigr.
Iodure de potassium. . . . .   5 gr.
Sirop de quinquina . . . .   300 —

Deux à trois cuillerées à soupe par jour, dans un tasse d'infusion de tilleul, aromatisée avec de l'eau de fleurs d'oranger.

II. TRAITEMENT EXTERNE. — Attouchements avec :

Extrait thébaïque . . . .   0 gr. 10
Iode métallique. . . . .   1 —
Iodure de potassium. . . . .   1 —
Glycérine. . . . .   30 —

On peut encore faire des attouchements avec :
Nitrate d'argent en solution au 1/20 ou au 1/3.
Nitrate acide de mercure en solution au 1/100.
Chlorure de zinc en solution au 1/50.
Acide chromique en solution au 1/5.

LARYNGOTOMIE.

Le Dentu.

Laryngotomie inter-cricoïdienne. — La laryngotomie inter-cricoïdienne est infiniment supérieure à la trachéotomie chez l'adulte. L'hémorragie n'est pas à redouter et l'incision au thermo-cautère n'est pas plus longue que l'incision au bistouri.

Chez le vieillard toutefois, il faut compter avec la fracture possible du cricoïde et pourtant c'est chez le vieillard surtout que la trachéotomie est dangereuse.

Nicaise.

Laryngotomie inter-cricoïdienne. — I. TECHNIQUE. — L'espace crico-thyroïdien est en moyenne de 7 à 8 millimètres de diamètre chez la femme, de 9 à 11 chez l'homme. Il est donc possible d'introduire une canule dans cet espace. La laryngotomie inter-cricoïdienne est d'une exécution facile : les vaisseaux de cette région sont peu volumineux. Il est bon d'ajouter deux petites incisions transversales à l'incision verticale.

Le choix de la canule est très important, car une canule trop volumineuse peut briser le cricoïde.

II. INDICATIONS. — La laryngotomie peut être une opération de nécessité. Toutefois elle ne peut pas remplacer toujours la trachéotomie chez l'adulte.

Elle est formellement indiquée dans les cas de fracture ou de blessure du larynx, ainsi que dans les cas de cancer du larynx où la canule doit rester à demeure.

G. Richelot.

Laryngotomie inter-cricoïdienne. — I. INDICATIONS. — La laryngotomie inter-cricoïdienne est généralement préférée à la trachéotomie chez l'adulte.

Le thermo-cautère, qu'on recommande parfois, met bien à l'abri de l'hémorragie, mais il constitue une opération lente, inapplicable dans les cas d'urgence.

II. Technique. — La saillie du cartilage cricoïde doit servir de point de repère.

Une très courte incision de la peau suffit.

L'incision du cricoïde n'est pas nécessaire, sauf dans quelques cas : elle n'a d'ailleurs aucun inconvénient.

Sauf dans quelques cas particuliers, il n'est pas besoin d'écarteurs ni de pinces hémostatiques.

On se servira de la canule à bec de Krishaber. La canule de 10 millimètres de diamètre est parfaitement suffisante pour assurer la respiration chez l'adulte.

Périer.

Inciser transversalement le cou au niveau et au-dessous de l'os hyoïde, d'une corne à l'autre.

Du milieu de cette incision, en faire une verticale, médiane, descendant jusqu'au-dessous du cartilage cricoïde.

La peau et les parties molles étant incisées jusqu'au niveau du squelette laryngo-trachéal, on peut relever deux lambeaux triangulaires, l'un à droite, l'autre à gauche, comprenant toute l'épaisseur des parties molles.

L'hémostase est facile, pourtant il est bon de placer les malades dans une position déclive pour empêcher l'écoulement de tout liquide vers les bronches

Inciser alors le cartilage thyroïde sur la ligne médiane. Les lames du cartilage étant écartées (et on peut rendre cet écartement plus facile, en prolongeant l'incision en haut ou en bas), il devient facile d'opérer à l'intérieur du larynx.

On peut alors, sans incident, exciser des papillomes, cureter leur point d'insertion, et le brûler au thermocautère.

L'hémostase intra-laryngée paraissant assurée, faire une suture de la plaie laryngée avec du fin catgut, réunir les lambeaux musculo-cutanés avec du crin de Florence et laisser un drain de petit calibre à la partie inférieure.

Les résultats sont bons et il est rare de constater des troubles respiratoires.

Gouguenheim.

Laryngotomie inter-crico-thyroïdienne. — Cette opération est contre-indiquée, chaque fois qu'il existe une carie du cricoïde, car ce cartilage est alors exposé à une fracture spontanée, ce qui rend impossible le maintien de la canule trachéale; de plus la laryngotomie peut, par la suite, empêcher le retour de la phonation.

LUPUS DU NEZ.

G. Lyon.

I. TRAITEMENT PAR LE GALVANO-CAUTÈRE. — Effectuer tout d'abord la destruction au galvanocautère, en plusieurs séances.

II. TRAITEMENT PAR LES IRRIGATIONS NASALES. — Irrigations nasales, matin et soir, avec un demi-litre d'eau, aussi chaude que possible, additionnée d'une grande cuillerée de la solution suivante :

Alcool rectifié.	50 gr.
Naphtol	5 —
Menthol	0 — 50
Acide thymique	1 —

III. TRAITEMENT PAR LES ATTOUCHEMENTS. — Attouchements des ulcérations deux fois par semaine, avec un tampon de ouate imbibée d'une solution aqueuse d'acide trichloro-acétique à 10 pour 100, ou de la solution suivante :

Naphtol camphré . . . .   10 gr.
Glycérine . . . .   20 —

LUPUS DU PHARYNX.

Le Gendre.

I. TRAITEMENT LOCAL. — Pratiquer l'ignipuncture, pour tâcher de limiter le mal.

II. TRAITEMENT GÉNÉRAL. — Médication hygiénique de la tuberculose.

MALFORMATIONS DE LA CLOISON DU NEZ.

Lubet-Barbon.

TRAITEMENT CHIRURGICAL. — Opérer à la scie trépan circulaire. On choisit la scie qui paraît la mieux appropriée, en songeant qu'il y a toujours avantage à enlever le plus possible en une seule fois et par suite à prendre la plus grosse qui pourra pénétrer dans les fosses nasales sans blesser les parties voisines.

Les couronnes employées ont de 4 à 9 millimètres de diamètre. Elles sont soutenues par deux tiges assez minces, qui laissent entre elles un grand espace, de telle sorte que l'opération ne saurait être arrêtée par la portion de la cloison enlevée. En effet, si la couronne était maintenue par une rondelle fermée, le copeau de cloison la comblerait rapidement et empêcherait la scie de mordre.

La scie-trépan est montée sur le tour des dentistes, mû lui-même soit avec le pied, soit de préférence avec un moteur électrique.

Avant d'actionner le tour, il est très important de bien prendre les points d'appui, de façon que la déviation de la cloison ou l'éperon puissent être transpercés complètement sans que la scie dérape. Cela fait, on actionne le tour, en lui imprimant la rotation la plus rapide possible et on n'arrête que lorsque la tumeur a été traversée de part en part.

L'opération est peu douloureuse, et l'hémorragie, très abondante d'abord, diminue peu à peu et ne tarde pas à s'arrêter spontanément dans la plupart des cas.

Chatellier.

Après anesthésie à la cocaïne des deux faces de la cloison, faire du côté saillant une première incision horizontale, suivant l'insertion de la cloison sur le plancher, et une seconde incision verticale sur la partie bombée de la déviation.

Avec un instrument mousse, décoller la muqueuse du périoste ou du périchondre, mettant ainsi à nu toute la partie qui fait saillie.

Puis traverser le squelette de la cloison, jusque sous le périchondre du côté opposé; dans cette manœuvre, il est recommandé d'introduire le doigt dans l'autre côté de la narine pour éviter de faire une perforation, ce qu'il est quelquefois très difficile d'éviter.

Décoller ensuite la cloison et la mobiliser.

Quand toute la partie qui est cause de la déviation se trouve ainsi enlevée, il ne reste plus qu'à rabattre le lambeau de muqueuse mobilisée au début et à l'appliquer contre celui du côté opposé.

Pratiquer le tamponnement à la gaze iodoformée.

Ce procédé a l'avantage de mettre presque toujours à l'abri des perforations de la cloison, puisque ainsi deux muqueuses se trouvent adossées l'une à l'autre, étant donné que l'on a eu soin de ne pas exciser la première muqueuse.

MALMENAGE VOCAL.

Castex.

Le traitement est préventif ou curatif.

I. TRAITEMENT PRÉVENTIF. — Pour se soustraire au surmenage, une voix doit être entraînée de bonne heure, chez l'enfant de 5 à 6 ans, bien longtemps avant la mue.

Elle doit se taire alors, mais la mue passée, elle retrouve toutes les acquisitions obtenues par la gymnastique de l'enfance.

En pleine carrière, elle ne doit pas chômer un seul jour: « Nulla dies sine cantu », mais elle doit se limiter à une heure de travail quotidien en moyenne; encore les exercices seront-ils de quatre quarts d'heure séparés par des intervalles.

Les professions vocales, comme les autres, se trouvent fort bien de vacances annuelles, durant lesquelles l'organe doit se reposer complètement.

L'artiste n'oubliera pas qu'une voix ne comprend en moyenne que 12 notes, auxquelles le travail peut en ajouter 2 en haut et 2 en bas. Outrepasser ces limites est un exercice périlleux. Combien la conservation de la voix serait mieux assurée si partout où elle s'exerce, en dehors des établissements spéciaux comme les Conservatoires, il existait un enseignement technique.

Ceux qui parlent ou chantent se rendraient ainsi compte que pour ménager leur voix, il importe de se faire plus écouter qu'entendre.

II. TRAITEMENT CURATIF. — Au nombre des moyens curatifs, il faut mentionner :

Le repos absolu de l'appareil phonateur, l'emploi de l'électricité et du massage principalement à la partie antérieure du cou. Car le maître-muscle du larynx, le crico-thyroïdien se trouve assez superficiellement placé sous la peau.

Les actions directes dans la cavité laryngienne (cautérisations, etc.) sont plus discutables.

III. TRAITEMENT HYDRO-MINÉRAL. — Il vient en aide aux moyens précédents, et parmi les stations les plus recommandables en l'espèce, on peut nommer : Challes, Cauterets, Luchon, le Mont-Dore et la Bourboule.

MASTOÏDITE SUPPURÉE.

S. Duplay.

La mastoïdite suppurée peut guérir spontanément; le pus tend à se faire jour au dehors, mais il y arrive plus ou moins vite, selon l'épaisseur de la paroi externe des cellules. Quand les conditions anatomiques sont favorables, l'os s'use et l'abcès interosseux s'ouvre.

Malheureusement, le plus souvent, la paroi à traverser est très épaisse et atteint 1 centimètre et demi; il faudra alors un long temps au pus pour pouvoir arriver au dehors.

La paroi interne des cellules mastoïdiennes est, au contraire, très mince dans la grande majorité des cas, réduite à l'épaisseur d'une feuille de papier, de telle sorte que le pus aura beaucoup plus de facilité pour se frayer une voie dans l'intérieur du crâne. Or la paroi interne répond au lobe cérébral postérieur, au cervelet; elle est côtoyée par le sinus latéral; l'issue du pus vers ces organes sera donc suivie d'abcès du cerveau, de thrombose des sinus, de pyohémie, accidents presque toujours, sinon toujours mortels.

La collection purulente peut encore se diriger vers un autre point et aboutir en arrière et en bas, au-dessous de la gouttière digastrique; le pus s'épanche alors presque toujours dans la gaine du sterno-cléido-mastoïdien et l'abcès siège au-dessous de l'apophyse. Quand on appuie au-dessous et en arrière, on refoule du pus dans la caisse, et ce refoulement indique la manière dont s'est faite l'ouverture de l'abcès. Dans ces cas, il faut, au moment de l'opération, faire une contre-ouverture; quelquefois, cependant, même dans ces conditions, la trépanation ordinaire suffit:

I. TRAITEMENT CHIRURGICAL. — En présence d'une mastoïdite, il n'y a pas à hésiter, il faut faire la *trépanation*. C'est là une opération qui n'offre aucun danger, surtout depuis que l'on applique la méthode antiseptique.

Lorsque l'on redoutait encore la trépanation, on avait conseillé de faire une incision sur l'apophyse et d'attendre quelques jours; on n'intervenait que si les symptômes ne rétrocédaient pas. C'est là une mauvaise méthode; dès que le diagnostic sera posé, il faudra recourir à la trépanation.

1° *Instruments*. — Les perforateurs spéciaux, les poinçons sont inutiles ou dangereux. Les instruments nécessaires sont une gouge, un maillet, un petit ciseau et une cuiller tranchante.

2° *Technique*. — Faire l'incision immédiatement en arrière du pavillon, sans le décoller; elle doit être faite de manière qu'un tiers de sa longueur soit au-dessus des cellules horizontales et les deux tiers au-dessous. Presque toujours, on coupe une branche de l'artère auriculaire, sur laquelle on placera simplement deux pinces.

Une fois arrivé sur le périoste, il faut le décoller de façon à mettre à nu la surface externe de l'apophyse mastoïde; puis, avec le ciseau et le maillet, enlever en [décollant une lamelle d'os, de manière à arriver dans le tissu spongieux.

Quelquefois, un simple coup de ciseau suffit pour ouvrir les cellules; le plus souvent, il faut aller plus ou moins profondément. Pour cela, on prend la gouge et l'on creuse, en allant d'arrière en avant et de dehors en dedans, en suivant la direction de la paroi postérieure du conduit auditif osseux. Bientôt, le pus apparaît, et, avec la cuiller, on enlève les fongosités qui existent souvent dans les cellules.

Quelquefois, on ne trouve pas de pus; il ne faut pas trop s'en étonner, et l'amélioration dans l'état du malade ne s'en produit pas moins.

II. TRAITEMENT CONSÉCUTIF. — Le traitement consécutif est simple. Pendant les premiers jours, il est utile de placer un petit drain dans les cellules et d'y faire des injections quand on renouvelle les pansements. Généralement, les injections ressortent par l'oreille; quand ce fait ne se produit pas, il n'y a pas lieu de s'en inquiéter : cela peut tenir à un simple gonflement de la muqueuse de l'orifice de communication.

Après une huitaine de jours, on pansera à plat, et la guérison viendra rapidement (1).

<h1 style="text-align:center">MYRINGITE
ou INFLAMMATION DU TYMPAN.</h1>

S. Duplay.

Myringite aiguë. — TRAITEMENT ANTIPHLOGISTIQUE. — Le traitement est le même que dans l'otite externe.

(1) Voyez *Abcès mastoïdiens*, page 12, et *Suppurations astoïdiennes*, page 214.

Le malade s'abstiendra de tout effort pour éviter la perforation du tympan.

A l'intérieur, on donnera le calomel.

Myringite chronique. — I. TRAITEMENT LOCAL. — 1° *Lavages de l'oreille.* — On les pratique deux ou trois fois par jour, avec de l'eau tiède ou un liquide légèrement astringent : infusion de thé, décoction de feuilles de noyer ou d'eucalyptus.

2° *Instillations modificatrices.* — On se servira de différentes solutions, telles que sulfate de zinc, sulfate de cuivre, alun acide borique.

3° *Attouchements.* — Lorsque le traitement précédent demeure insuffisant, qu'il y a tendance à l'ulcération et que le mal réclame une intervention plus active, on pratiquera quelques attouchements avec la teinture d'iode, au moyen du spéculum, la membrane étant ainsi mise à nu et convenablement éclairée.

Le nitrate d'argent en solution concentrée est également utile. Bien se garder d'introduire dans l'oreille, comme on le fait souvent, un crayon de nitrate d'argent qu'on ne peut ensuite diriger par la vue et qui remplit presque tout le canal.

II. TRAITEMENT GÉNÉRAL. — Médication antiscrofuleuse.

III. HYGIÈNE. — Hygiène générale rigoureuse.

Gellé.

Myringite aiguë. — I. TRAITEMENT ANTIPHLOGISTIQUE. — Au début, employer les antiphlogistiques : sangsues au devant du tragus, compresses froides sur l'oreille, révulsifs aux extrémités ; purgatifs drastiques.

II. TRAITEMENT INTERNE. — Donner le sulfate de quinine, à la dose de 75 centigrammes à 1 gramme.

III. TRAITEMENT EXTERNE. — Donner les bains d'oreille avec une solution concentrée d'atropine (1/20) si la douleur est violente, et s'il n'y a ni vésicules, ni plaies.

Baratoux.

Myringite aiguë. — Au début, on a recours aux instillations tièdes, répétées trois fois par jour, avec la solution suivante :

Sulfate neutre d'atropine	0 gr. 02
Chlorhydrate de cocaïne	0 — 10
Glycérine	15 —

On en verse quelques gouttes dans l'oreille.

En même temps, on emploie les bains de pieds sinapisés et les purgatifs.

En cas de douleur très vive, on place une sangsue, au-devant du tragus.

MYXOMES DES FOSSES NASALES.

A. Broca.

Pratiquer l'ablation à l'aide d'un serre-nœuds.

NÉVRALGIE.

Henri Huchard.

Névralgie de l'isthme du gosier ou angine névralgique. — Le traitement doit s'adresser plutôt à l'élément névralgique qu'à l'élément inflammatoire. Dans ce but, on fait prendre le matin, à une heure d'intervalle, trois pilules contenant chacune :

Sulfate de quinine	20 centigr.
Extrait de racines d'aconit	1 —

Si les douleurs névralgiques sont rebelles, on administre, trois fois dans la journée, à deux ou trois heures d'intervalle, un cachet de 25 centigrammes de bromhydrate de quinine, en associant à chaque cachet un granule d'aconitine d'un quart de milligramme.

On touche le fond de la gorge, trois ou quatre fois par jour, avec un pinceau trempé dans le mélange suivant :

Glycérine neutre	10 gr.
Chlorhydrate de morphine	10 centigr.
Essence de menthe	IV gouttes.

NODULE DES CHANTEURS.

Poyet.

Il s'agit d'une véritable hypertrophie épithéliale localisée. Cette hypertrophie peut rester limitée à une corde, le cas est rare, ou se développer sur les deux cordes d'une façon symétrique et toujours au même niveau, à l'union du tiers antérieur avec les deux tiers postérieurs. Le nodule des chanteurs peut être assimilé à l'œil-de-perdrix ou à un cor des orteils. Comme les cors, les nodules sont sensibles aux variations atmosphériques, et la même médication amène la guérison.

I. Régime. — Prescrire le repos de l'organe, repos qui doit être absolu, prolongé ; lorsque le malade reprend ses travaux, il doit modifier son émission vocale.

II. Cautérisation. — Faire des cautérisations, en particulier avec l'acide salicylique.

III. Extirpation. — Conseiller l'extirpation avec des pinces ; l'arrachement est préférable à la section avec la guillotine ou le couteau.

OBLITÉRATION DU CONDUIT AUDITIF.

S. Duplay.

Oblitération congénitale. — L'abstention s'impose si l'on a la certitude que cette malformation coïncide avec d'autres vices de conformation des parties profondes.

En tout cas, il est préférable d'attendre pour opérer que l'enfant ait grandi pour qu'on puisse se livrer aux explorations nécessaires.

I. TRAITEMENT PAR L'INCISION. — L'incision cruciale convient dans le cas d'une imperforation du méat ou d'une oblitération par une membrane.

II. TRAITEMENT PAR LA CAUTÉRISATION. — La cautérisation convient lorsque l'obstacle est situé profondément.

Oblitération accidentelle. — Pratiquer l'excision de la membrane obturatrice.

OBSTRUCTION DE LA TROMPE D'EUSTACHE

S. Duplay.

Le traitement varie suivant la cause :

1° S'*il y a une tumeur*, l'ablation de cette tumeur fournit la seule indication.

2° S'*il y a un catharre naso-pharyngien*, employer les cautérisations légères, au voisinage des orifices tubaires, les douches naso-pharyngiennes, comme traitement local. Le traitement général s'adressera à la diathèse scrofuleuse, herpétique ou syphilitique, suivant les cas.

Si ces moyens échouent, pratiquer le cathétérisme et faire dans la trompe des insufflations de poudre ou des injections liquides.

3º *Si l'affection est due à une cicatrice vicieuse*, le seul traitement rationnel paraît être la perforation artificielle de la membrane du tympan, mais les résultats qu'elle donne, bien que satisfaisants, ne sont pas durables.

ŒDÈME DE LA GLOTTE.

Descroizilles.

Faire des insufflations avec :

Sulfate de morphine	0 gr. 40
Oxyde de zinc	8 —
Iodoforme	12 —

J. Comby.

I. TRAITEMENT LOCAL. — 1º Pulvérisations laryngées avec :

Alun	5 gr.
Tannin	5 —
Extrait de ratanhia	10 —
Eau distillée	500 —

2º Cataplasmes sinapisés ou sangsues, au devant du cou.

3º Scarifications de la muqueuse œdématiée.

4º En dernier lieu, trachéotomie.

II. TRAITEMENT GÉNÉRAL. — 1º Purgatif (calomel, huile de ricin).

2º Diurétiques (oxymel scillitique).

3º Révulsion à distance par l'enveloppement des jambes dans de la ouate.

RÉGIME. — Régime lacté.

Le Gendre.

I. TRAITEMENT MÉDICAL. — Appliquer des compresses glacées autour du cou et donner des pédiluves sinapisés.

II. TRAITEMENT CHIRURGICAL. — S'il y a du pus, inciser.

Œdème d'origine hydropique. — Si l'œdème est d'origine hydropique, administrer les purgatifs et faire des injections sous-cutanées de pilocarpine.

En cas d'asphyxie menaçante, pratiquer la trachéotomie ou l'intubation du larynx (1).

ŒDÈMES PRÉAURICULAIRES.

Gellé.

Œdèmes phlegmoneux sous-cutanés. — Ces œdèmes se terminent le plus souvent par la guérison en huit à douze jours, laissant après eux une surdité ou une paralysie faciale.

Ils sont manifestement liés à des lésions ostéo-périostiques sous-jacentes, qu'il s'agit de rechercher et de combattre.

OPÉRATION DE ROUGE.

A. Guinard.

I. INDICATIONS. — L'opération de Rouge a pour but de permettre de relever le nez et d'avoir un large accès dans les fosses nasales, sans faire la moindre cicatrice au visage.

(1) Voir *Trachéotomie*, page 224, et *Tubage du larynx*, page 237.

II. TECHNIQUE. — Pour cela, on place le malade anesthé-ié dans la position de Roze, la tête en bas, et on fait une large incision entre la lèvre supérieure et les alvéoles, de façon à permettre de relever la lèvre; d'un coup de ciseau, on sectionne le cartilage, et le nez peut ainsi se relever; on peut alors introduire facilement l'index et explorer les fosses nasales; au besoin, on effondre la cloison, qui, dans le cas où l'opération est nécessaire, est, en général, détruite, et on peut, à l'aide d'une pince, retirer de volumineux séquestres constitués soit aux dépens de la cloison, soit aux dépens de la voûte osseuse palatine.

III. SUITES OPÉRATOIRES. — Cette intervention n'offre pas de difficultés, ne laisse pas de cicatrices au visage, ce qui a une importance considérable et elle donne une voie suffisante.

L'incision donne pourtant lieu à une hémorragie abondante, qui ne doit pas effrayer l'opérateur, car elle s'arrête toujours par la compression, et qui, avec la position de Roze, ne donne aucun ennui pour l'anesthésie.

OPÉRATION DE STACKE.

Lubet-Barbon.

I. INDICATIONS. — L'opération de Stacke est indiquée dans les otorrhées rebelles ayant leur origine dans l'attique, diverticule situé à la partie supérieure du tympan. Dénommé également *coupole*, ce diverticule loge les portions supérieures de l'enclume et du marteau.

La plupart des procédés opératoires utilisés pour l'ablation de l'enclume et du marteau ne donnaient pas des résultats absolument satisfaisants et souvent l'enclume restait cachée derrière le plan externe osseux.

Stacke a imaginé une méthode qui permet : 1° l'enlèvement facile de l'enclume; 2° le curetage de l'attique; 3° la pénétration dans l'antrum pour diagnostiquer et enlever les cholestéatomes.

II. TECHNIQUE. — Cette méthode consiste en ceci : décollement du pavillon, section transversale et rabattement du conduit auditif. On arrive ainsi dans la cavité tympanique: on peut alors enlever le marteau et l'enclume, le tympan et après avoir fait sauter à la gouge la paroi extérieure et inférieure arriver dans l'antre.

III. TRAITEMENT CONSÉCUTIF. — Le pansement dans une cavité osseuse n'est pas toujours facile : c'est là le point faible : se servir du tamponnement. Suturer la paroi postérieure du conduit et tamponner avec de la gaze iodoformée, qu'on laisse huit jours en place.

Au bout de ce laps de temps, on enlève le tampon qui est généralement très fétide. On renouvelle alors le pansement tous les trois ou quatre jours. Le bourgeonnement est très actif, il faut réprimer les bourgeons charnus avec le fer rouge, le nitrate d'argent, ou l'acide chromique. La durée du traitement consécutif à l'opération est très variable.

S'il s'agit d'une simple lésion de la paroi externe de l'attique ou de l'enclume, le traitement dure un mois ou un mois et demi. S'il s'agit d'un cholestéatome, la durée du traitement n'a pas de limites.

L'opération de Stacke permet d'avoir un orifice toujours béant, tandis que par toute autre méthode, la plaie se referme de suite et empêche de suivre les progrès de la réparation et de la guérison.

OREILLONS.

Ch. Bouchard.

Prendre, en trois fois, dans la journée, la potion suivante :

Sirop de quinquina	100 gr.
Rhum	50 —
Acide phénique.	0 — 50

D'heure en heure, administrer l'un des paquets suivants :

Sulfate de quinine.	} ãã 0 gr. 25
Acide salicylique	

M. s. a.

Descroizilles.

Recourir aux applications émollientes.

Faire des onctions avec l'huile camphrée ou le glycérolé d'amidon, auquel on peut ajouter une petite quantité d'opium.

Donner des laxatifs et des toniques pendant la convalescence.

Letulle.

PROPHYLAXIE. — 1° Les personnes qui approchent le malade doivent avoir des vêtements spéciaux, blouses, que l'on puisse mettre et retirer facilement.

2° Après tout contact avec le malade, les mains seront lavées avec une solution antiseptique.

On peut, pour cela, placer bien en évidence, dans la chambre du malade, une cuvette remplie d'une solution antiseptique; par exemple, du sublimé à 1/2000, en prenant toutes les précautions pour éviter les accidents.

3° Tout objet, tasse, verre, cuiller, qui aura servi au malade, sera soigneusement désinfecté par l'ébullition.

Dacryadénite ourlienne. — Calmer la douleur et prévenir le développement d'une conjonctivite infectieuse.

Les fomentations chaudes, les collyres astringents et résolutifs, les lavages fréquents et répétés à l'eau boriquée et à l'eau de guimauve sont employés avec succès.

Dans les cas les plus intenses, une saignée locale (sangsues, scarifications) soulagera le malade.

H. Rendu.

La contagiosité des oreillons se fait à la fin de la période d'incubation et la transmission se fait par l'haleine expirée. Le maximum de virulence du germe paraît être dans les quarante premières heures de l'invasion, mais cela n'assure pas l'absence de virulence pendant les jours suivants.

On peut donc tirer quelques conséquences pratiques de ces faits et les appliquer dans les milieux où sévissent presque toujours les oreillons, tels que lycées, casernes, etc.

Actuellement dans les collèges, les élèves atteints d'oreillons ne doivent reparaître que trois semaines après leur guérison. Or, malgré cette précaution, qui fait perdre un mois de temps à l'élève pour une maladie de huit jours, l'immunité n'est pas assurée aux autres élèves et la diffusibilité épidémique n'est pas supprimée.

Dès qu'on s'aperçoit qu'un enfant est atteint d'oreillons, on peut supposer que, dans les quarante-huit heures qui ont précédé, il a pu infecter ses voisins.

D'autre part, il est plus que probable qu'après quatre ou cinq jours de maladie et surtout après la disparition des oreillons, la contagion ne peut plus se faire.

Il me semble donc qu'on pourrait supprimer, au moins en partie, cette quarantaine de trois semaines qui est absolument inutile, puisqu'elle n'empêche pas la diffusion du mal, la contagion se produisant à un moment où le diagnostic est impossible.

A. Marfan.

I. TRAITEMENT GÉNÉRAL. — Mettre le malade au repos, les enfants pendant une dizaine de jours, les adultes pendant une quinzaine au moins.

Éviter les refroidissements qui semblent avoir une influence réelle sur la genèse de l'affection ourlienne.

Combattre, s'il y a lieu, l'état saburral des voies digestives par les purgatifs salins.

Contre la douleur et la fièvre, prescrire la quinine, l'exalgine, l'antipyrine ou la phénacétine.

II. TRAITEMENT LOCAL. — 1° Enveloppement de la région avec de la ouate, après onction avec le baume tranquille.

2° Antisepsie buccale.

III. PROPHYLAXIE. — 1° L'*isolement* des sujets atteints s'impose absolument, quel que soit l'âge du sujet, pendant vingt jours au moins à partir du moment où est apparue la tuméfaction ourlienne.

2° La *désinfection* des vêtements, des objets de literie, des parois de la chambre et des planchers doit être également regardée comme nécessaire.

Catrin.

PROPHYLAXIE. — L'isolement n'a pas besoin d'être

très rigoureux, puisque le fait de placer un malade dans un cabinet attenant aux salles et sans que les autres précautions de l'isolement complet aient été observées, a suffi pour empêcher la maladie de se propager.

Dans une famille où l'isolement est plus difficile encore, on devrait mettre le malade dans une chambre à part, et appliquer les règles de l'antisepsie.

OSTÉOME DU SINUS FRONTAL ET DU SINUS SPHÉNOÏDAL.

Panas.

La marche de ces exostoses est lente; d'autre part, les résultats de l'extirpation sont incertains et jusqu'ici peu satisfaisants.

Aussi convient-il d'attendre le plus possible avant d'intervenir.

OSTÉO-PÉRIOSTITE DE L'APOPHYSE MASTOIDE.

S. Duplay.

I. TRAITEMENT MÉDICAL. — Au début, employer les antiphlogistiques.

II. TRAITEMENT CHIRURGICAL. — Lorsqu'il y a suppuration, pratiquer une large incision suivie de lavages répétés.

OSTÉO-PÉRIOSTITE DU CONDUIT AUDITIF.

Tillaux.

On fera, le plus rapidement possible, une incision,

en s'éclairant à travers un spéculum avec le miroir frontal.

Cette incision prématurée pourra prévenir et même faire rétrograder un phlegmon mastoïdien ; elle diminuera aussi la douleur dont l'intensité est souvent extrême, et en même temps disparaîtront certains phénomènes sympathiques qu'il n'est pas rare d'observer dans ces cas.

OTHÉMATOME.

S. Duplay.

Faciliter la résorption du sang, au moyen de compresses résolutives.

Au cas où la tumeur serait volumineuse et la résorption trop lente à obtenir, on pourrait la hâter à l'aide de quelques ponctions.

P. Reclus.

Inciser largement les tissus, lorsque la résorption est trop lente.

Évacuer le liquide, à l'aide d'injections antiseptiques.

Curetter les parois de la collection.

Suturer et faire la compression méthodique.

OTITES.

Félix Guyon.

Otite externe. — Employer le drainage du conduit auditif pour faire l'évacuation du pus qui y est déposé ou qui s'y forme.

Placer un drain dans le conduit, en ayant soin de ne pas l'appuyer sur le tympan, et le laisser faire dans la conque une saillie suffisante.

S. Duplay.

Otite externe aiguë. — I. TRAITEMENT LOCAL. —
Au début, employer le traitement antiphlogistique.
Faire des applications de sangsues, non pas en arrière
de l'apophyse mastoïde, mais au devant du tragus.

Les douleurs trop vives seront calmées par les bains
d'oreilles chauds.

L'eau chaude est préférable à toutes les huiles si
souvent employées en pareil cas.

Au besoin. pratiquer la cocaïnisation.

Maintenir en permanence des compresses imbibées
d'un liquide légèrement antiseptique, chaud ; les renouveler fréquemment.

II. TRAITEMENT GÉNÉRAL. — Purgatifs salins.

Révulsion sur les membres inférieurs.

Repos et diète modérée.

· Injections hypodermiques de morphine, en cas de
douleurs violentes.

Otite externe chronique. — I. TRAITEMENT LOCAL.
— 1° *Lavages fréquents* à l'eau tiède ou avec des dé-
coctions de liquides légèrement astringents.

Ces lavages seront répétés trois ou quatre fois par
jour. On aura soin de redresser le conduit, en tirant
le pavillon en haut et en arrière, afin d'éviter de blesser
le tympan.

2° *Instillations astringentes* avec l'alun, le tannin, le
sulfate de zinc ou de cuivre, à la dose de 50 centigrammes pour 30 grammes d'eau, en augmentant progressivement jusqu'à 1 et 2 grammes.

3° Les *pulvérisations* d'acide borique, les huiles, la
glycérine, les glycérolés sont plus nuisibles qu'utiles.

S'il existe de l'*ostéopériostite du conduit*, pratiquer tout
autour de l'oreille une révulsion énergique à l'aide
des ventouses, des vésicatoires, des frictions irritantes
et si le mal augmente, s'il y a ostéite vraie avec ca-

rie ou nécrose, il faut sans hésiter appliquer et entretenir deux ou trois cautères.

II. TRAITEMENT GÉNÉRAL. — Toniques, amers, huile de foie de morue, chez les scrofuleux.

Arsenic, chez les individus prédisposés aux dermatoses, à l'eczéma.

Traitement antisyphilitique, s'il y a lieu.

Otite moyenne aiguë. — I. TRAITEMENT LOCAL. — 1º Au début : *antiphlogistiques.*

2º *Gargarismes* émollients et narcotiques, fumigations tièdes dans les fosses nasales, pour combattre le catarrhe naso-pharyngien.

3º *Instillations* de glycérine phéniquée (1/10) dans l'oreille.

II. TRAITEMENT CHIRURGICAL. — Lorsqu'il y a épanchement dans la caisse, donner le plus tôt possible issue au pus, faire des ponctions de la membrane.

III. TRAITEMENT GÉNÉRAL. — Révulsifs intestinaux et calomel.

Otite moyenne chronique simple. — I. TRAITEMENT LOCAL. — Le seul moyen d'agir directement sur la caisse, c'est de l'atteindre par la trompe d'Eustache.

Lorsque la trompe est libre, il suffit de faire pénétrer dans la caisse des substances gazeuses ou liquides.

Comme liquide à employer, on peut recourir à une des solutions suivantes :

Nº 1. Eau distillée	30 gr.	
Carbonate de soude	0 — 50	
Nº 2. Eau distillée	30 gr.	
Chlorhydrate d'ammoniaque	0 — 50	
Nº 3. Eau distillée	30 gr.	
Sulfate de zinc	0 — 50	

Lorsque, pour une raison ou pour une autre, la trompe est obstruée, il faut recourir à la dilatation mécanique de la trompe à l'aide de fines bougies.

Otite moyenne chronique purulente. — I. TRAI-
TEMENT LOCAL. — Faire des injections fréquentes
avec un liquide légèrement antiseptique, afin d'éviter
la stagnation du pus.

Après chaque lavage, prescrire des instillations médicamenteuses, pour modifier les muqueuses malades.

Le sulfate de zinc, l'acétate de plomb, l'alun, le tannin seront employés utilement.

Introduire un petit tampon de ouate imbibée de :

Tannin. } àà 15 gr.
Alcool pur . . . .

F. s. a. — Laisser ce tampon vingt-quatre heures.

La douche d'air et les lavages de la cavité tympanique par la trompe sont souvent utiles.

Révulsifs derrière l'oreille : vésicatoires, cautères.

Les poudres inertes, prescrites par quelques médecins, ont l'inconvénient de former avec le pus des
masses solides, difficiles à détacher.

Les cautérisations des parties malades au nitrate
d'argent ou au chlorure de zinc donnent d'excellents
résultats.

II. TRAITEMENT CHIRURGICAL. — En cas d'échec,
recourir à la trépanation de l'apophyse mastoïde (1).

III. TRAITEMENT GÉNÉRAL. — Il s'adresse à la diathèse et il varie suivant les cas : il est alors tantôt
antiscrofuleux, tantôt antiarthritique, tantôt antisyphilitique.

Il s'adresse aussi d'une manière générale à certains
troubles subjectifs de l'otite.

Les purgatifs répétés, le bromure de potassium
soulagent les malades.

Les eaux minérales rendent parfois de grands services.

(1) Voir *Trépanation de l'apophyse mastoïde*, page 233.

L'hydrothérapie par contre, sous quelque forme que ce soit, est absolument contre-indiquée.

Le séjour de la mer ne convient en général pas davantage à ces malades.

Otite labyrinthique. — Le traitement est à peu près nul et consiste à employer les révulsifs et les altérants pour tenter la résorption des exsudats.

Otite périostique. — Dans les cas où l'inflammation chronique aboutit à la carie et à la nécrose, appliquer de larges cautères derrière l'oreille, pour y circonscrire l'inflammation et éviter sa propagation à l'intérieur du crâne.

Tillaux.

Otite externe sous-périostique. — I. TRAITEMENT MÉDICAL. — Au début, employer les antiphlogistiques et les calmants.

II. TRAITEMENT CHIRURGICAL. — Quand la tuméfaction mastoïdienne est manifeste, inciser profondément. Faire l'incision à 1 centimètre en arrière du sinus auriculo-mastoïdien, pour éviter l'artère auriculaire. L'incision aura une longueur de 4 centimètres. Elle pénétrera jusqu'à l'os.

Terrier.

Otite purulente chronique. — Faire des applications directes de teinture d'iode et de glycérine phéniquée.

Kirmisson.

Otite purulente chronique. — Faire des injections antiseptiques répétées trois ou quatre fois dans les vingt-quatre heures, suivant l'abondance de la suppuration. On les fait suivre d'instillations médicamenteuses, destinées à tarir la sécrétion du 'pus. Un grand nombre de liquides peuvent être employés dans ce but : alun, tannin, sulfate de zinc, sulfate de cuivre, nitrate d'argent.

P. Reclus.

Otite moyenne aiguë. — 1° *Au début.* — Traitement antiphlogistique de l'otite externe.

Protéger l'oreille contre les manœuvres irritantes.

Applications chaudes et bains auriculaires.

Lotions boriquées douces. Instillations de glycérine cocaïnisée.

2° *Lorsqu'il y a hypertension de la caisse.* — Pratiquer la paracentèse du tympan (1).

Lucas Championnière.

Otite due à l'absorption du sulfate de quinine. — Dans les cas où le sulfate de quinine procure de la dysécée et des bourdonnements d'oreille avec lésion de l'oreille moyenne, la guérison peut être obtenue par l'emploi de la douche d'air et l'injection de quelques gouttes d'une solution de chloral à 3 pour 100.

Gouguenheim.

Otite moyenne. — Lorsqu'un malade se présente avec une otite moyenne, suppurée ou catarrhale, aiguë ou chronique, on doit toujours voir si cette maladie ne dépend pas d'une affection du rhino-pharynx.

Souvent en examinant cette région et en interrogeant le malade, on pourra établir la marche clinique de la maladie, qui, d'abord localisée au nez ou au pharynx, a traversé la trompe d'Eustache pour envahir

(1) Voir *Paracentèse de la membrane du tympan,* p. 169

l'oreille moyenne : *nez* ou *pharynx, trompe d'Eustache,* enfin *oreille moyenne,* sont les trois étapes d'un même processus.

C'est sur ces trois points qu'il faut diriger le traitement pour arriver à un résultat satisfaisant.

Reynier.

Otite moyenne aiguë. — La trépanation de l'apophyse mastoïde doit être faite dès le début, alors même qu'il n'y a pas encore de pus dans cette apophyse.

Cette trépanation permet le lavage facile de la caisse du tympan, la guérison est plus rapide et l'ouïe revient plus tôt.

Quénu.

Otite moyenne aiguë. — La trépanation préventive, recommandée parfois, est inutile. Il faut, pour pratiquer la trépanation, des indications locales manifestes.

M. Lermoyez.

Otite dans la fièvre typhoïde. — La fièvre typhoïde peut atteindre, soit isolément, soit simultanément l'oreille interne, l'oreille moyenne (otite interne, otites moyennes, catarrhale ou purulente) et l'oreille externe (gangrène du pavillon, furoncles du conduit).

I. Prophylaxie. — 1° *Otites internes et moyennes.* — En raison de la pathogénie de ces accidents, leur prophylaxie doit avoir pour but de protéger la caisse du tympan, en fermant aux micro-organismes la voie tubaire et en surveillant le nez et la bouche où s'accumulent les impuretés.

Le bain froid remplit déjà une des indications de

cette prophylaxie, et les typhiques que l'on baigne n'ont presque jamais d'otite.

Au cours du traitement par la balnéation froide, éviter que l'eau n'attaque le tympan, en plaçant deux boulettes de coton, imprégnées d'huile aseptique, dans les conduits auditifs.

L'antisepsie locale (1) des voies aériennes supérieures complétera l'œuvre du bain froid et empêchera les microbes d'arriver jusqu'à l'oreille.

2° *Otite externe*. — La prophylaxie des lésions de l'oreille externe consistera surtout dans l'examen attentif de ces régions et on aura soin de les maintenir dans un état de propreté absolue.

II. TRAITEMENT CURATIF. — Une fois l'otite déclarée, le traitement curatif appartient à la pathologie chirurgicale et ne diffère pas de celui des autres variétés d'otite.

Gellé.

Otite externe aiguë. — I. TRAITEMENT GÉNÉRAL. —Au commencement de la forme aiguë, la médication antiphlogistique est indiquée : deux à cinq sangsues appliquées en fontaine au devant du tragus diminueront la fluxion et la douleur.

Si le malade adulte tolère mal les calmants par l'estomac, conseiller de faire prendre, le soir, un quart de lavement à garder, additionné de 1 à 2 grammes d'hydrate de chloral, suivant l'intensité des douleurs.

Enfin, on pourrait au besoin faire, auprès de l'oreille, une piqûre de morphine, le soir, et lors des crises.

II. HYGIÈNE. — La diète, le repos, un purgatif salin sont aussi recommandés.

(1) Voyez *Antisepsie et Asepsie*, page 24.

III. Traitement local. — Localement, on donnera des bains d'oreilles avec de l'eau chaude ou une infusion anodine quelconque, versée avec une cuiller chaude. On remplit le conduit de liquide tiède, et le malade le garde dix à quinze minutes, en inclinant la tête du côté sain : c'est le meilleur topique et le plus simple.

On pourra couvrir l'orifice soit de cataplasmes tièdes, la nuit surtout, soit de ouate fine couverte d'un taffetas gommé, jusqu'à l'apparition de l'écoulement.

Les fumigations de vapeurs d'eau de fleurs de camomille, très calmantes et très résolutives, sont aussi très utiles à cette période initiale ; les affusions et les irrigations d'eau chaude le sont également.

Le prurit sera calmé par des lotions douces avec un linge fin ou un pinceau, trempés dans la solution suivante :

> Eau distillée . . . .   200 gr.
> Bichlorure de mercure . . . .   20 centigr

L'insomnie, la fièvre seront traitées, soit par une potion opiacée stibiée, soit par le sulfate de quinine (60 à 75 centigr.) uni à l'opium (10 centigr. par jour). A prendre en cinq à six prises.

Comme calmant local de la douleur, recommander des bains chauds d'oreilles avec la solution suivante :

> Sulfate d'atropine . . . .   0 gr. 20
> Eau distillée . . . .   20 —

Dès que l'écoulement existe, la douleur cesse ; il faut alors balayer le pus et les exsudats : les injections auriculaires tièdes, douces, répétées, avec des solutions de substances d'abord légèrement calmantes, plus tard astringentes, sont indiquées ; telles sont : l'eau phéniquée au 1/150, au 1/200 ; les solutions de sulfate de zinc, de tannin, d'alun ; les glycérolés des mêmes substances sont prescrits en instillations tièdes, mais ils facilitent la formation de dépôts solides.

On doit éviter absolument d'employer les huiles et les corps gras.

Faire coucher le sujet sur son oreille malade, placée sur un oreiller percé en son milieu pour aider à l'écoulement du pus, introduire une mèche de charpie à demeure et la remplacer au fur et à mesure pour vider ainsi le méat.

Défendre les cataplasmes.

Pour faire les injections plus fructueusement, ordonner de placer au bout de la canule effilée en gomme un petit tube à drainage long de 5 centimètres qu'on introduit sans douleur ni danger dans le méat rétréci et qui permet le nettoyage complet de la cavité.

Otite externe périostique circonscrite. — I. TRAITEMENT GÉNÉRAL. — Conseiller à l'intérieur le salicylate de soude ou le sulfate de quinine, à la dose de 60 à 70 centigrammes, en pilules de 10 centigrammes.

II. TRAITEMENT LOCAL. — Il consiste en injections avec une infusion de fleurs de camomille, en fumigations de vapeurs chaudes.

Otite moyenne aiguë. — Chez l'adulte, lorsqu'il n'y a pas encore perforation du tympan, trois ou quatre fois par jour, on versera dans le conduit auditif une petite quantité du mélange suivant :

Sulfate neutre d'atropine	0 gr. 02
Chlorhydrate de cocaïne	1 —
Eau distillée.	20 —

Avoir soin de chauffer légèrement le liquide dans une cuiller avant de s'en servir et le maintenir au contact des parties malades une dizaine de minutes.

Otite moyenne chronique. — I. HYGIÈNE. — En présence d'une affection chronique, on s'occupera d'améliorer l'état général du sujet.

L'influence du milieu est très active chez les névropathiques : le séjour à la campagne, la tranquillité d'esprit, loin des affaires, sont de bonnes conditions d'hygiène pour certains sourds.

D'autres éviteront les veilles, l'excès des travaux d'esprit ; ceux-ci, congestifs, devront faire de l'exercice, de la marche, fatiguer les jambes autant que possible. Aux grands mangeurs, aux pléthoriques, aux asthmatiques, aux cardiaques, on ordonnera une hygiène sévère appropriée. D'autres éviteront les vents d'est ou de mer.

II. TRAITEMENT GÉNÉRAL. — L'attention du médecin devra se porter surtout sur l'état diathésique présenté par le sujet. La diathèse en effet joue ici le rôle étiologique principal, tant par ses déterminations sur le naso-pharynx que par les récidives auxquelles elle expose l'oreille directement.

Les médications antisyphilitiques, antiscrofuleuses, antidartreuses trouvent leurs indications ; on insistera sur les cures aux sources thermales, sulfureuses, alcalines, pour rétablir et exciter les fonctions de la peau.

Les bains froids, de rivière ou de mer, devront faire l'objet de prescriptions spéciales ; il ne manque pas de cas dans lesquels leur usage intempestif et irréfléchi a hâté la terminaison par sclérose ou par suppuration.

Cependant à la période scléreuse même, certains troubles nerveux se trouveront soulagés par la médication par l'eau froide (douches révulsives), par les eaux de Néris, de Dax, de Luxeuil, de Ragatz ; la gravité des symptômes subjectifs peut exiger le traitement à la fois tonique et calmant.

Les bains d'air comprimé n'agissent pas efficacement sur une caisse dont la trompe est peu ou non perméable, et ont une action fâcheuse sur un tympan relâché et ramolli ; mais ils ont un excellent effet sur les troubles auditifs, parce qu'ils décongestionnent la tête, amaigrissent le corps et stimulent l'hématose et les fonctions respiratoires.

La médication interne aura d'autant plus d'action que la période hyperplasique, congestive ou de ramollissement n'aura pas fait place à la sclérose : elle a surtout une action très évidente sur les vertiges et sur les bourdonnements (anémiques, congestifs, etc.).

Les congestions céphaliques ou les fluxions utérines ou hémorroïdaires accompagnent ou précèdent fréquemment les manifestations pharyngées et auriculaires ; il y a là une source d'indications thérapeutiques utiles, telles que les purgatifs répétés, les calmants, l'aconit, les toniques névrosthéniques, etc. Les sédatifs de la circulation (digitale, bromure de potassium, ergot de seigle), l'iodure de potassium, le salicylate de soude sont indiqués chez certains arthritiques ; le sulfate de quinine, méthodiquement administré, est un des meilleurs calmants et en même temps un agent décongestif de la tête, de la gorge et de l'oreille.

III. TRAITEMENT LOCAL. —1° *Traitement de l'affection naso-pharyngée.* —Le traitement doit s'adresser d'abord aux muqueuses naso-pharyngiennes, dont le catarrhe chronique, récidivant, entretient sans cesse l'irritation de l'oreille moyenne.

2° *Traitement de l'affection auriculaire.* — Ici les médications sont multiples ; les principales indications naissent surtout de la période, soit de ramollissement, soit de sclérose où l'on observe le malade.

A. D'abord il faut essayer de *rétablir la circulation de l'air par les trompes.* On ouvrira les trompes ; on les dilatera ; on modifiera leur catarrhe habituel ; on s'efforcera de les rendre perméables, d'abord aux insufflations d'air artificielles et peu à peu on tendra à rétablir la circulation physiologique. A ce propos, il est bon de rappeler le rôle de l'élasticité et de la tonicité de la membrane du tympan dans l'aération de la caisse, et d'en conclure qu'il faudra continuer à pratiquer l'aération artificielle (douche de Politzer, cathéter, épreuve de Valsalva, etc.), tant que l'état du tympan l'empêchera de réagir à chaque mouvement de déglutition. Dans les conditions normales, à chaque déglutition, la cloison élastique oscille autour de sa position d'équilibre, causant et subissant le va-et-vient de la colonne d'air intra-tympanique.

Le retour d'oscillations, de déglutitions régulières vues à l'endotoscope, le claquement de déglutition se répétant à volonté et la vue des petites oscillations de la tache lumineuse sont les indices du rétablissement de la circulation normale de l'air. Dans les affections chroniques, il ne faut point compter sur le retour complet à cette exactitude fonctionnelle, à part même l'hypothèse des récidives de déterminations diathésiques.

B. Les autres indications consistent :

1º A éliminer les exsudats, le pus, le sérum, le sang épanché (aspiration par la trompe ; déglutition ; nez pincé ; ponction du tympan avec ou sans aspiration) ;

2º A rétablir la cavité aérienne, à redresser le tympan enfoncé, à le décoller de la face profonde, et à tendre la cloison ramollie, déformée (douche d'air) ;

3º A la maintenir en cette position et à la mettre en état de tension (petit ballon de caoutchouc à demeure dans le conduit, après le redressement du tympan) ;

4º A dégager l'étrier, à le mobiliser ; à diminuer sa compression ainsi que celle du labyrinthe (douche d'air, ténotomie) ;

5º A dégager la fenêtre ronde, comprimée ou immobilisée par une fongosité, un liquide, un exsudat ;

6° A vaincre la rétraction du tendon du muscle du marteau, et le spasme du tenseur (ténotomie);

7° A exciter l'action antagoniste du muscle de l'étrier, surtout s'il y a eu paralysie faciale (électricité);

8° A modifier topiquement le tissu de la cloison tympanique, pour lui rendre sa tension, son élasticité ou au contraire diminuer son épaisseur ou sa raideur;

9° A mobiliser la cloison tympanique ainsi que la chaîne des osselets, par l'exercice passif forcé (douches d'air répétées et quotidiennes);

10° A détruire les brides, les adhérences et les ankyloses des osselets qui immobilisent l'appareil conducteur du son (plicotomie);

11° Certains symptômes doivent recevoir un traitement particulier, quand ils tourmentent le malade, tels sont la douleur, le bourdonnement d'oreilles (1) et le vertige;

12° La sclérose confirmée exige plutôt un traitement chirurgical (grandes incisions en V, sections de lambeaux, perforations au cautère électrique, ténotomie mobilisation forcée de l'étrier et du marteau, etc.);

Les moyens médicaux peuvent suffire au traitement de l'otite chronique à la période d'hyperplasie, de ramollissement et dans les poussées subaiguës qui la compliquent (médications résolutives, révulsives, anti-congestives, anti-diathésiques, cautérisations, révulsifs sur l'apophyse mastoïde, pointes de feu à la nuque, etc.).

E. Ménière.

Otites moyennes suppurées grippales. — Les complications auriculaires secondaires à l'inflammation du naso-pharynx sont fréquentes au cours de la grippe.

(1) Voir *Bourdonnements d'oreilles*, page 33.

La guérison s'obtient souvent par le traitement suivant :

Lavages à l'eau chaude, additionnée de coaltar saponiné Le Beuf, faits dans le conduit et la trompe.

Bains auriculaires (1).

Natier.

Otite externe aiguë. — 1° *Otite externe simple.* — Révulsion à l'apophyse mastoïde (teinture d'iode, vésicatoires, sangsues).

Purgatifs.

Proscrire les lavages intempestifs.

2° *Furoncle du conduit auditif.* — Anesthésier avec une solution de cocaïne au 1/3.

Ouvrir avec le bistouri, ou mieux avec le galvanocautère, ou encore en pressant avec le spéculum (2).

Otite moyenne aiguë. — Révulsion à l'apophyse mastoïde et au devant du tragus.

Purgatifs.

Injections d'huile de vaseline dans la trompe.

Paracentèse du tympan et douche d'air.

Ne jamais introduire d'huile ni de baume dans le conduit.

Contre la douleur, prescrire :

Sulfate neutre d'atropine	0 gr. 01
Chlorhydrate de morphine.	0 — 10
— de cocaïne ....,	0 — 30
Alcool.	5 —
Glycérine..................	25 —

En instillations, deux fois par jour.

(1) Voyez *Bains d'oreilles*, page 29.
(2) Voyez *Furoncles*, page 90.

Garnault.

Otite aiguë simple. — I. INDICATIONS. — Calmer la douleur, lutter contre l'inflammation et empêcher l'otite aiguë simple de devenir une otite purulente, telles sont les indications du traitement.

II. TRAITEMENT GÉNÉRAL. — Contre la douleur, on emploiera les narcotiques généraux (hydrate de chloral, 1 à 2 gr.; sulfonal, 1 à 2 gr.; bromidia).

III. TRAITEMENT LOCAL. — On introduira dans le conduit quelques gouttes tièdes d'une solution de cocaïne et de morphine à 5 pour 100. Le mélange d'huile et de chloroforme produit une action calmante rapide, mais il est à rejeter, parce qu'il amène fréquemment l'eczéma. Les matières grasses, introduites dans le conduit, fournissent un terrain de développement favorable aux moisissures ; cependant, on emploie avec succès, contre la douleur, la solution suivante, introduite très chaude dans le conduit :

Huile d'olives.	10 gr.
Chlorhydrate de morphine.	0 — 2
— de cocaïne	0 — 1

Les solutions d'acide phénique à 10 et même 20 pour 100 ont été utilisées avec succès contre la douleur.

Les enveloppements froids, le tube de Leiter, qui sont d'excellents moyens contre l'inflammation, ne donnent pas de résultats aussi sûrs contre la douleur.

Les cataplasmes doivent être absolument proscrits; mais, par contre, il faut employer le pansement compressif de Zaufal imbibé de la solution suivante :

Acétate d'alumine.	1 gr.
— de plomb	5 —
Eau distillée	100 —

On peut encore employer cette solution chaude

en bains d'oreille. Les bains d'oreille (1) rendent de bons services, mais les applications ne doivent pas être trop prolongées, car elles amènent la macération de la membrane du tympan et facilitent sa rupture.

Recommander l'enveloppement de la région et même de la tête entière, au moyen d'un linge trempé dans l'eau tiède ou dans un mélange de 200 parties d'eau pour 2 parties de teinture d'opium, recouvert de ouate et de taffetas gommé et renouvelé deux à trois fois par jour.

Dans toutes les inflammations de l'intérieur de l'oreille, l'application de teinture d'iode sur l'apophyse mastoïde et surtout de sangsues : 1 à 2 pour les enfants, 2 à 4 pour les adultes, posées en avant du tragus (car les veines de cette région communiquent avec celles des profondeurs de l'oreille) aura une influence très heureuse sur l'inflammation, souvent même sur la douleur.

IV. TRAITEMENT HYGIÉNIQUE. — Le malade doit prendre de grandes précautions hygiéniques, ne pas s'exposer au froid, lutter contre la fièvre. L'emploi des purgatifs et dérivatifs intestinaux est indiqué ; on emploiera de préférence le calomel.

V. TRAITEMENT PAR LE MASSAGE. — Le massage vibratoire, sous toutes ses formes, a une extrême importance pour arrêter l'inflammation, calmer la douleur et empêcher la transformation des otites aiguës simples en otites purulentes. C'est surtout le massage vibratoire à l'entrée de la trompe et le massage vibratoire intra-tubaire qui donneront ce résultat. Le massage vibratoire manuel du tragus rendra aussi de grands services.

On peut empêcher des otites aiguës consécutives à la rougeole de se transformer en otites purulentes, par le seul massage tubaire et éviter ainsi l'incision pré-

____

(1) Voir *Bains d'oreille*, page 29.

coce du tympan, qui ne doit cependant pas être
remise plus longtemps, lorsque, malgré tous les
traitements employés, les douleurs, ordinairement ac-
compagnées de fièvre, persistent et que le tympan,
conservant une couleur rougeâtre ou jaunâtre, présente des saillies limitées ou une voussure générale.

VI. TRAITEMENT PAR L'INCISION DE LA MEMBRANE
TYMPANIQUE. — On peut faire une ou plusieurs incisions de la membrane tympanique avec toutes les précautions antiseptiques ; la douleur disparaît d'ordinaire
immédiatement, il s'écoule une quantité plus ou moins
considérable d'un liquide muqueux ou muco-purulent,
parfois teinté de sang. Il faut être prévenu que souvent ces incisions, faites pour calmer la douleur, dans
un catarrhe aigu, deviendront, surtout chez les dé-
bilités, les scrofuleux, le point de départ d'une otite
purulente plus ou moins grave.

VII. TRAITEMENT PAR LES DOUCHES D'AIR. —
L'emploi des douches d'air est absolument contre-indiqué, tant qu'il existe la moindre douleur et que l'inflammation n'est pas passée ; on risquerait (et le fait
s'est souvent produit) de transformer en purulentes, des
affections simplement aiguës et de rompre le tympan.

Lorsque l'inflammation sera passée, on usera des
douches d'air, plutôt par le procédé de Politzer, mais
avec prudence pour ne pas rompre le tympan ; si le
tympan est perforé, on se servira plutôt des méthodes
d'aspiration du pus. Les douches d'air produisent une
grande amélioration immédiate de l'ouïe et font disparaître les bruits ; elles rompent les adhérences en
formation et aident à la résorption de l'exsudat.

On doit s'abstenir d'injections per-tubaires internes
et externes.

L'antisepsie, aussi rigoureuse que possible, du naso-
pharynx, devra être pratiquée pendant la durée de
l'affection. Lorsque l'affection auriculaire sera passée,

on fera disparaître les causes d'inflammation locale siégeant dans cette région, mais on ne doit pas pratiquer d'opérations intra-nasales pendant l'affection auriculaire.

OTORRHAGIES.

Gellé.

On a à sa disposition différents procédés thérapeutiques :

1° *Tamponnement du conduit* avec de la ouate, poudrée d'alun ou imbibée de perchlorure de fer ou d'ergotine, couverte d'un bandage pour maintenir le tout;

2° *Injections d'eau froide* ou *d'eau très chaude*, si l'hémorragie est capillaire;

3° *Pointe de feu* sur le petit vaisseau artériel qui donne;

4° Dans l'hémorragie des gros vaisseaux, il faut faire la *ligature de la carotide primitive*, après avoir essayé sa compression.

OTORRHÉE.

S. Duplay.

Otorrhée chronique indolente. — Lorsque tous les autres moyens ont échoué, se servir d'un petit tampon de ouate, imbibé d'une solution à parties égales de tannin et d'alcool pur, laissé en place pendant vingt-quatre heures, et renouvelé tous les quatre ou cinq jours.

S'il existe une altération osseuse des parois de la caisse, il faut renoncer à l'emploi des topiques astringents et des caustiques.

Appliquer des révulsifs derrière l'oreille : sétons, vésicatoires, cautères.

Lorsque la suppuration s'est étendue aux cellules mastoïdiennes, il peut être indiqué d'intervenir par la trépanation de l'apophyse mastoïde.

Tillaux.

Faire des injections avec des solutions phéniquées, chloralées, boriquées, la liqueur de Van Swieten, l'eau alcoolisée.

Instiller ensuite une dizaine de gouttes de :

Sulfate de zinc	0 gr. 05
Eau distillée	30 —

Mettre par dessus une boulette de ouate hydrophile.

Ed. Schwartz.

Lorsque le nitrate d'argent, la teinture d'iode, le bismuth, les irrigations chaudes ont échoué, employer l'acide borique en poudre.

Albert Robin.

I. TRAITEMENT PROPHYLACTIQUE. — Le traitement doit être, avant tout, prophylactique, c'est-à-dire s'adresser d'abord à l'otorrhée et tendre à éloigner toutes les lésions qui favoriseraient la rétention ou la stagnation du pus. C'est ici qu'il faudra tenir compte de l'intervention de l'élément microbien.

Si la cavité auriculaire n'est pas encore envahie par les microbes, il faudra nettoyer le conduit auditif externe, à l'aide de lavages antiseptiques.

II. TRAITEMENT CHIRURGICAL. — Sitôt que la suppuration rend la rupture imminente, perforer la membrane du tympan avec une aiguille trempée dans l'acide phénique et remplir le conduit avec de la poudre d'acide borique, afin d'assurer l'asepsie de la région.

Faire, en outre, l'asepsie de la caisse du tympan; pour cela, il faut refouler d'abord dans le conduit auditif le pus de la caisse, en insufflant de l'air par la trompe d'Eustache, puis, par l'injection, chasser du conduit ce pus préalablement projeté dans l'oreille externe. Politzer, lorsque la trompe est perméable, fait avec succès l'irrigation de dedans en dehors à l'aide du cathéter.

On peut aussi chasser l'air du conduit dans le pharynx; on entraîne ainsi le pus et on peut introduire les topiques. Si alors on donne une douche d'air, en inclinant la tête du malade de l'autre côté, l'air s'échappe à travers le liquide, et le liquide antiseptique vient combler le vide produit.

Dans les deux cas, l'emploi de l'alcool boriqué donne de bons résultats, Lœwenberg faisait suivre d'un bain local prolongé, et remplissait ensuite le conduit jusqu'au méat avec de la poudre d'acide borique.

Si le pus ne s'échappe pas librement par les voies qu'il s'est frayées ou qu'on lui a préparées, il faudra faire la trépanation de l'apophyse mastoïde.

M. Lermoyez.

PROPHYLAXIE. — La plupart du temps les staphylocoques sont apportés dans le conduit auditif par les objets de pansement non aseptisés, en particulier par la ouate, si employée dans la thérapeutique auriculaire.

L'habitude de rouler séance tenante, avec les doigts, la ouate que l'on porte dans le conduit pour le déterger, est le point de départ de la contamination staphylococcique qui infecte secondairement les otites purulentes aiguës.

De même, tout individu qui souffre des oreilles n'a rien de plus pressé que d'y introduire du coton qui a traîné n'importe où.

Les précautions antiseptiques et aseptiques les plus sévères doivent être prises pour prévenir la chronicité de l'otorrhée.

Les précautions antiseptiques portent sur trois points :

1° Asepsie des fosses nasales et de la bouche;

2° Asepsie du conduit auditif;

3° Asepsie des instruments et des objets de pansement.

1° Pratiquer autant que possible l'asepsie des fosses nasales et de la cavité buccale, d'où peuvent partir des infections secondaires qui gagnent l'oreille par voie tubaire;

2° Réaliser l'asepsie du conduit auditif et cela dès les premières heures de l'otite, en prévision d'une perforation éventuelle;

3° S'attacher à réaliser l'asepsie des instruments et surtout de la ouate employée dans les pansements auriculaires.

Pour réaliser l'asepsie de la ouate, un excellent procédé consiste à préparer d'avance un certain nombre de tampons de ouate, à les stériliser à l'autoclave et à les conserver dans des flacons bouchés, d'où on les puise avec une pince flambée au moment voulu.

Mais une méthode nouvelle, beaucoup plus simple, permet de stériliser la ouate au cours des pansements : elle n'exige pour tout matériel qu'une lampe à alcool et un flacon d'alcool boriqué saturé.

Cette méthode, fondée sur les propriétés ignifuges de l'acide borique, consiste à tremper dans l'alcool boriqué le porte-ouate garni comme d'habitude et à l'enflammer. Le coton ainsi flambé se stérilise en quelques secondes, sans présenter la moindre altération et sans perdre ses propriétés hydrophiles.

Gellé.

La première indication, c'est le nettoyage du conduit et de la caisse. Il faut enlever le pus, éviter sa putréfaction et son absorption, enfin l'irritation due à son contact et ses suites : ulcérations, polypes, décollements, fusées purulentes, caries, etc. On doit tenir toujours ouvert le drain naturel qu'offre le conduit auditif, et agir sur les parties profondes : muqueuse, périoste ou os, pour les modifier, de façon à obtenir la cicatrisation.

I. Traitement général. — La plupart des otorrhées étant liées à un état dyscrasique, ou provoquant à leur suite une cachexie évidente, un traitement général doit être ordonné, en même temps que le traitement des lésions locales est institué. L'otorrhée n'est quelquefois que le petit côté de l'affection plus profonde, mais il est le seul visible.

II. Traitement local. — Le *décubitus* sur le côté de l'otorrhée est indiqué, autant que cela se peut.

Les *irrigations par le conduit* devront être portées jusque dans la caisse. L'irrigation banale lave l'orifice et ne pénètre pas assez loin. C'est déjà une nécessité d'employer de *fines sondes de gomme*, quand le conduit est atrésié, afin que le liquide laveur franchisse l'obstacle et arrive jusque dans la caisse. Si le méat est large et profond, on se trouve bien aussi d'ajouter à la petite canule conique de gomme, qui sert journellement pour donner les lavements aux enfants, un bout de *tube à drainage*, ou de tube de caoutchouc, de 3 millimètres de diamètre et long de 5 à 6 centimètres; ce tube sera introduit, en le roulant doucement de droite à gauche, jusque dans la cavité si elle est béante; il sera maintenu là pendant tout le temps de l'irrigation.

Recommander aussi l'usage des sondes de gomme

qui servent au cathétérisme de la trompe ; elles ont une extrémité dilatée en pavillon qui rend l'adaptation facile à la canule. Elles trouvent leur emploi surtout dans les cas où il y a décollement du tympan et dans ceux où la perforation est étroite.

On sait que cette disposition particulière est une condition d'incurabilité de l'otorrhée. Le bec de la sonde franchit cet obstacle et la caisse peut être dès lors convenablement irriguée et traitée. Il est important de faire passer une grande quantité de liquide, et surtout d'éviter tout choc, toute pression susceptible de causer de la douleur ou du vertige. Aussi doit-on employer la douche à une pression constante, ce qu'on obtient avec le siphon de Weber ou avec l'irrigateur du docteur Éguisier : les seringues à main sont ou insuffisantes ou dangereuses.

Une cuvette tenue au-dessous de l'oreille reçoit le liquide à sa sortie ; on peut ainsi voir les produits plus ou moins solides que l'injection a balayés.

Les spéculums à deux tubulures de Prat ont surtout pour but de permettre un lavage à courant rapide et d'une durée relativement longue (dix à quinze minutes, liquide tombant de 1 mètre de haut) ; on ne doit en user que si l'organe sur lequel on opère est bien connu, et surtout si on est habitué aux susceptibilités du patient.

Quelques sujets ne supportent pas même le seul contact du liquide, sans éprouver du vertige et ils cessent les lavages qui les rendent plus sourds et plus malades ; d'autres vomissent ; quelques-uns ont de l'aphonie, de la douleur de tête, de la névralgie faciale ; ces réactions réflexes, spasmes, algies, exigent la plus grande patience et une prudence extrême de de la part de l'opérateur, dans les premières injections surtout.

Aussi laissez le malade faire lui-même la première

injection ; donnez-lui des conseils très détaillés sur l'opération, et sur les petites complications possibles, mais laissez-lui tâter le terrain ; il le fera toujours avec soin.

Baratoux.

Le traitement de l'otorrhée s'adresse tant à l'état général qu'à l'état local.

I. TRAITEMENT GÉNÉRAL. — Aux scrofuleux, on prescrit l'huile de foie de morue, les ferrugineux.

Aux syphilitiques, on donne du mercure et de l'iodure de potassium.

II. TRAITEMENT LOCAL. — Ordonner des injections d'eau tiède rendue antiseptique par l'addition d'acide borique, d'acide salicylique, de biiodure de mercure ; puis essuyer le conduit, après avoir pratiqué une insufflation d'air au moyen de la poire introduite dans les narines. Enfin faire usage de poudre d'acide borique, dans les perforations larges, ou d'alcool boriqué, dans les autres cas et surtout si la muqueuse est recouverte de végétations, il est bon de faire de temps en temps, tous les cinq ou six jours, une instillation de nitrate d'argent au 1/10, si la guérison ne survient pas par les instillations d'alcool boriqué.

Lorsque l'écoulement est guéri, si la perforation existe, on applique un tampon artificiel.

Luc.

Otorrhée rebelle. — Toute suppuration, quelque peu ancienne de l'attique, occupe simultanément la cavité antrale, en sorte qu'on risque fort de faire une opération incomplète, en la limitant à la première de ces cavités.

Au point de vue du procédé opératoire, il faut éla-

blir une distinction nette entre les cas à lésions mastoïdiennes étendues et à conduit auditif étroit, et
ceux où la cavité antrale est au contraire limitée et le
conduit auditif spacieux.

Aux premiers, s'applique l'indication de créer en
arrière du pavillon de l'oreille une ouverture permanente, sur les bords de laquelle on applique un ou
deux lambeaux cutanés, pour favoriser l'épidermisa-
tion de la brèche osseuse.

Dans les cas de la seconde catégorie, la fermeture
précoce, parfois même immédiate, de la plaie rétro-
auriculaire, et le drainage du foyer par le conduit
auditif sont préférables.

Maintenir le premier pansement huit jours, si le
thermomètre ne révèle pas d'élévation thermique in-
quiétante, et répéter les tamponnements ultérieurs
tous les jours, cette fréquence des pansements paraissant favorable à la rapidité de la guérison.

OTOSCOPIE.

S. Duplay.

L'examen de l'oreille doit, pour être complet, porter :

1º Sur le conduit auditif externe et sur le tympan.
2º Sur l'oreille moyenne et la trompe d'Eustache.
3º Sur l'exploration de la fonction auditive.

I. EXPLORATION DU CONDUIT AUDITIF EXTERNE
ET DU TYMPAN. — Tout d'abord le chirurgien doit chercher à redresser le conduit auditif. On y parvient en
attirant fortement le pavillon de l'oreille en haut et
en arrière, en même temps qu'on agrandit l'embou-
chure du conduit, en repoussant le tragus en avant.

1º *Instruments.* — Pour pénétrer au fond du conduit et explorer la membrane du tympan, il faut

avoir recours au *spéculum auris*. L'instrument préférable à cet égard est celui de Toynbee, qui consiste en un tube d'argent poli à parois très minces, long de 4 centimètres, évasé à son extrémité externe, tandis que l'extrémité interne présente une coupe ovalaire pouvant s'accommoder au conduit auditif.

2° *Technique*. — Le chirurgien, assis en face du malade, introduit dans le méat l'extrémité externe du spéculum, en plaçant le grand diamètre verticalement et il le pousse lentement, tout en lui imprimant une légère rotation, de façon que le grand axe de vertical devienne horizontal.

3° *Éclairage*. — L'éclairage sera fourni soit par la lumière solaire, soit par une lampe, dont les rayons seront concentrés à l'aide d'un réflecteur.

La membrane du tympan apparaît alors sous forme d'un petit diaphragme fermant le conduit auditif en arrière. Elle est translucide, de couleur argentée, claire, brillante et présente à sa partie antérieure et inférieure une tache brillante ou *cône lumineux*.

II. Exploration de l'oreille moyenne et de la trompe d'Eustache. — La *rhinoscopie* permet de connaître l'état des ouvertures pharyngiennes des trompes (1).

Il est important de déterminer si la trompe est perméable à l'air, ce qui doit être à l'état normal.

Différents moyens peuvent être employés : les uns ont pour but de provoquer l'entrée ou la sortie de l'air dans la trompe, les autres permettent de reconnaître que l'air circule dans la trompe.

1° *Moyens propres à déterminer la circulation de l'air*. — Les procédés de Toynbee et de Valsalva sont très imparfaits et ne donnent pas de résultats.

Le procédé de Politzer est supérieur; toutefois il est

______

(1) Voir *Rhinoscopie*, page 208.

de beaucoup inférieur au cathétérisme de la trompe d'Eustache.

Le *cathétérisme de la trompe d'Eustache* est le meilleur moyen d'explorer l'oreille moyenne.

On se sert, dans ce but, d'une sonde en argent de 16 millimètres environ, dont le bec recourbé présente un petit renflement mousse, tandis qu'à l'autre extrémité se trouve un anneau indiquant la position du bec.

Il se pratique de la façon suivante :

Le malade est assis en face du chirurgien. Celui-ci introduit dans la narine, la sonde, la concavité de l'instrument regardant en bas. La sonde est poussée doucement d'avant en arrière et en même temps on relève graduellement la main, de façon à donner à l'instrument une direction horizontale, puis par un mouvement de doigts, on fait exécuter un quart de rotation à l'instrument dont le bec est porté en dehors, répondant ainsi au-dessous du cornet inférieur. Il suffit alors de faire glisser doucement la sonde dans la cannelure formée par le conduit inférieur, pour avoir la sensation d'une résistance vaincue qui indique qu'on a pénétré dans le conduit.

Le cathétérisme de la trompe d'Eustache permet de faire pénétrer de l'air dans l'oreille moyenne, d'une façon beaucoup plus directe que par tout autre procédé.

2° Moyens qui servent à constater que l'air circule dans l'oreille moyenne. — Ils sont au nombre de trois : l'exploration du tympan, l'otoscopie manométriquee l'auscultation de l'oreille.

L'exploration de la membrane du tympan est peu connue et difficile.

L'otoscopie manométrique a pour but d'étudier les variations de pression intra-tympanique.

L'auscultation de l'oreille à l'aide de l'otoscope de Toynbee fournit des renseignements utiles dans diverses affections de la trompe et de la caisse du tympan.

III. Exploration de la fonction auditive. — Le but qu'on se propose ici est de déterminer si les ondes sonores se transmettent normalement à travers les différentes parties de l'appareil auditif.

Pour constater l'acuité auditive, le diapason et la montre suffisent dans la pratique habituelle.

OZÈNE.

Tillaux.

Pour faire disparaître les croûtes, pratiquer des injections.

Pour modifier la pituitaire et ses sécrétions, faire des attouchements avec la teinture d'iode, la liqueur de Van Swieten, une solution concentrée de chlorure de zinc ou de nitrate d'argent.

Dieulafoy.

I. Traitement local. — 1° Chaque jour pratiquer une *douche nasale* (1) au bichlorure de mercure, à la dose de 1/10000 au début.

2° A la suite faire des *insufflations* d'acide borique.

3° Conseiller les *cautérisations* au thermocautère.

II. Traitement général. — Traitement de la diathèse en cause.

Contre la syphilis, instituer le traitement mixte.

Constantin Paul.

Conseiller les solutions d'hyposulfite de soude à 5 pour 100 :

> Hyposulfite de soude . . . . 25 gr.
> Eau distillée . . . . 500 —

(1) Voyez *Douches nasales*, page 76.

Faire dissoudre.

On peut encore prescrire :

> Hydrate de chloral............. 5 gr.
> Eau distillée................. 500 —

en injections nasales.

Terrillon.

Faire le lavage des fosses nasales avec de l'eau tiède salée, selon la formule suivante :

> Sel de cuisine............ 1 cuillerée à café
> Eau distillée............. 1 litre

Introduire ensuite, sur une aiguille à tricoter, un tampon de ouate de 6 centimètres de longueur et du volume d'un porte-plume.

Ce tampon se compose d'une mince couche de ouate, enroulée autour de l'aiguille.

On le pousse dans le nez d'avant en arrière, dans la direction de l'angle externe de l'œil, de façon à lui donner à peu près la direction du cornet inférieur, et, dès qu'il a disparu dans la narine, on retire l'aiguille.

Le manchon de ouate reste en place, et il est ordinairement bien supporté au bout de quelques jours.

Le tampon de ouate a pour but de rendre aux fosses nasales leur disposition normale, et de remplacer le cornet inférieur, quand il vient à manquer.

On l'enlève tous les deux ou trois jours, au moyen d'une irrigation et on le replace aussitôt.

Grâce à cet artifice, les mucosités nasales ne se dessèchent point, et n'exhalent aucune odeur fétide.

Kirmisson.

1° Pratiquer de grands lavages de la cavité nasale, à l'aide du siphon de Weber pour retirer les mucosités concrétées dans les fosses nasales. On emploiera de préférence comme agent médicamenteux le chlorate de potasse, à la dose de 4 à 5 pour 100.

2° Remplir les fosses nasales à l'aide d'un petit tampon de ouate que l'on introduira un peu haut, dans la direction de l'angle externe de l'œil, jusqu'au niveau du cornet inférieur. Les croûtes ne pourront ainsi plus se reformer et la fétidité disparaîtra par là-même. On laissera le tampon deux ou trois jours en place.

Le Gendre.

1° *Irrigations* nasales plusieurs fois par jour, au moyen du siphon de Weber. On se servira dans ce but de la solution suivante :

Acide borique..................	35 gr.
Naphtol β....................	0 — 20
Eau......................	1000 —

2° Faire suivre l'irrigation d'une *pulvérisation* avec :

Huile de vaseline...........	30 gr.
Essence de géranium rosat....	VI à X gouttes.

Employer le pulvérisateur de Richardson.

3° *Insufflations* avec la poudre suivante :

Poudre de charbon.........	
Sous-nitrate de bismuth......	āā 15 gr.
Aristol..................	
Poudre de myrrhe..........	

4° *Badigeonnages* tous les deux jours avec une solution de naphtol sulforiciné.

M. Lermoyez.

1° Prescrire des *irrigations* nasales avec des solutions odorantes :

N° 1. Eau distillée............. 1 litre
    Alcool salolé à 1/20........ 1 cuillerée à café

N° 2. Eau distillée............. 1 litre
    Teinture de benjoin ... X à XV gouttes

N° 3. Eau distillée............. 1 litre
    Teinture d'eucalyptus .. X à XV gouttes

N° 4. Eau distillée............. 1 litre
    Thymol .... 1 gr.

2° On prescrit encore les *pulvérisations* intra-nasales avec de la vaseline parfumée :

    Vaseline liquide................ 30 gr.
    Essence de géranium........... IV gouttes

3° On peut encore ordonner des *prises* avec une poudre aromatique :

    Sucre de lait.................. 10 gr.
    Racine d'iris .... 10 —
    Menthol..............0 gr. 25 à 0 — 50

G. Lyon.

1° Pratiquer le curettage du système ethmoïdal à l'aide de la curette tranchante, après cocaïnisation préalable et nettoyage de la région à l'aide d'une solution de glycérine phéniquée. Faire suivre d'un attouchement à la teinture d'iode.

Au besoin, faire le tamponnement iodoformé pendant vingt-quatre heures.

2° Assurer la désinfection des foyers osseux.

On recourra, dans ce but, aux lavages, aux inhalations ou aux pulvérisations.

Une fois par semaine, faire le nettoyage complet, à l'aide d'un stylet recouvert de ouate, et le faire suivre d'un attouchement à la glycérine iodée à 1/30.

Pour les lavages, on se servira du siphon de Weber avec une solution faible de sublimé, de permanganate de potasse, ou de résorcine.

Ruault.

Empêcher le dessèchement de la muqueuse, à l'aide de pulvérisations de corps gras imputrescibles tels que :

Huile de vaseline. . . . .   30 gr.
Essence de géranium . . . .   VI à X gouttes.

Le pulvérisateur de Richardson convient parfaitement pour cette petite opération.

PAPILLOMES DES FOSSES NASALES.

Gérard-Marchand.

L'ablation est indiquée lorsque les tumeurs prennent un développement trop considérable.

I. ANTISEPSIE PRÉOPÉRATOIRE. — Avant l'opération, faire faire au malade des irrigations boriquées répétées.

II. ANESTHÉSIE. — La cocaïne suffira à rendre cette opération insensible.

III. TECHNIQUE. — Le procédé le plus simple consiste à sectionner le pédicule avec la curette tranchante et à cautériser la base d'implantation de la tumeur avec la pointe du thermocautère.

IV. PANSEMENT. — Maintenir pendant quelques jours après l'ablation un pansement intra-nasal au salol.

PAPILLOMES DE LA LUETTE.

Potherat.

La tumeur, en se développant, vient balayer la base de la langue et peut déterminer des angines à répétition.

Dans ces conditions, l'ablation est indiquée, ce qui est en général facile à exécuter.

Les gargarismes ne doivent pas être prescrits avec 'opération, car ils exposent aux hémorragies.

PARACENTÈSE DE LA MEMBRANE DU TYMPAN.

Tillaux.

I. INDICATIONS. — La paracentèse du tympan répond à des indications diverses.

Elle trouve sa principale application, lorsque, à la suite d'une otite moyenne aiguë, il se produit un abcès dans la caisse. Le pus emprisonné détermine d'atroces douleurs et finit par s'ouvrir une voie à travers la membrane du tympan. Le chirurgien doit toujours, s'il le peut, prévenir cette ouverture spontanée et donner issue au pus. Il résultera de cette conduite de grands avantages pour le malade ; la douleur et les phénomènes sympathiques quelquefois fort graves qui accompagnent cette otite disparaîtront souvent comme par enchantement ; on évitera les lésions que le séjour prolongé du pus peut faire éprouver au contenu de la caisse, ainsi que la propagation possible aux méninges et à l'encéphale, et l'on aura beaucoup plus de chances de voir la perforation s'oblitérer que si elle était le résultat d'une ulcération.

LEFERT. — Maladies du larynx. 10

La paracentèse du tympan est encore pratiquée pour permettre l'accès direct des ondes sonores dans la caisse, lorsque la membrane épaissie ou altérée est incapable de vibrer ou de transmettre les vibrations au labyrinthe, ou bien lorsque la trompe d'Eustache est définitivement oblitérée.

On peut encore faire la paracentèse pour diminuer l'intensité des bourdonnements qui causent parfois aux malades un véritable supplice.

II. TECHNIQUE. — La paracentèse de la membrane du tympan devra toujours être pratiquée dans la portion sous-ombilicale.

Pour obtenir un effet durable, il ne suffit pas de perforer le tympan, il faut encore maintenir l'ouverture faite à la membrane, ce qui est fort difficile, à cause de son défaut d'élasticité.

PARALYSIES DU LARYNX.

L Jullien.

Paralysies syphilitiques du larynx. — I. TRAITEMENT INTERNE. — Prescrire les spécifiques (mercure en frictions, iodure à doses énergiques).

II. TRAITEMENT ÉLECTRIQUE. — On peut employer avec succès l'électrisation externe (les pôles étant appliqués sur chaque côté du cou), ou mieux l'électricité interne. Cette dernière peut se pratiquer de deux façons : soit en n'introduisant qu'un seul pôle dans le larynx, pendant que l'autre est en communication avec la main du malade, ou avec un collier portant à sa partie antérieure une plaque métallique, soit en se servant d'un rhéophore double, qui porte les deux pôles dans l'intérieur de l'organe malade.

La convalescence sera complétée par une gymnastique laryngienne appropriée.

Le Gendre.

Paralysies laryngées diphtériques. — 1° Si la déglutition est impossible, employer journellement la sonde œsophagienne et introduire dans l'estomac, outre une alimentation reconstituante, des préparations toniques, arsenicales et martiales (perchlorure de fer), de l'extrait de quinquina, de l'extrait de café.

2° Administrer la strychnine comme excitant du système nerveux, soit sous forme de teinture de noix vomique (V à XXX gouttes par jour), soit en solution de sulfate de strychnine, à la dose de 1 à 5 milligrammes, suivant l'âge et par doses fractionnées.

Faire des injections hypodermiques de caféine et de spartéine pour stimuler le cœur.

3° Faire fonctionner les muscles paralysés, en employant l'électricité, soit sous forme de courants continus qui ont une action trophique, soit sous forme de courants intermittents pour produire la contraction rapide de muscles importants.

4° Stimuler les fonctions de la peau par les frictions.

PARASITES DES FOSSES NASALES.

Kirmisson.

I. Traitement médical. — Faire des injections de sublimé (5 centigr. pour 30 gr. d'eau) et des fumigations excitantes.

II. Traitement chirurgical. — Si l'on échoue par ces différents moyens, on doit recourir à la trépanation des sinus frontaux ou des sinus maxillaires, afin de pratiquer de grands lavages des cavités olfactives.

PABOSMIE.

M. Lermoyez.

Parosmie proprement dite. — Elle est parfois congénitale, et constitue le *daltonisme olfactif.*

Lorsqu'elle est acquise, elle est surtout de cause psychique et réclame le traitement des états névropathiques.

Parosmie objective. — Drainage du sinus maxillaire, curettage du naso-pharynx, discision des amygdales, obturation des dents cariées.

Parosmie subjective. — La dissimuler, en prescrivant des irrigations nasales avec des solutions odorantes : eau salolée, eau thymolée.

On peut encore prescrire les pulvérisations intranasales, avec de la vaseline parfumée :

Vaseline liquide.................. 20 gr.
Essence de géranium........... IV gouttes.

L'électricité et le massage vibratoire interne, la strychnine, la valériane, les bromures sont des adjuvants souvent utiles.

PERFORATION DE LA CLOISON DU NEZ.

Gouguenheim.

Perforation d'origine catarrhale. — I. TRAITEMENT LOCAL. — Il consiste à agir sur la *rhinite* au moyen d'irrigations nasales avec de l'eau salée ; c'est le liquide qui détache le mieux les croûtes. Comme la présence de ces croûtes peut provoquer le grattage et des hémorragies consécutives, on conseillera l'application de pommades telles que la vaseline boriquée ; à la faveur de ce corps gras, les croûtes se décollent plus facilement.

Le traitement comprendra donc toujours et pendant longtemps l'emploi simultané des irrigations nasales et de la pommade boriquée.

II. TRAITEMENT GÉNÉRAL. — On cherchera à influencer la marche de l'affection de la gorge par l'emploi des solutions arsenicales chez les dartreux ou par les préparations sulfureuses, surtout l'emploi des eaux minérales.

Perforation syphilitique. — I. TRAITEMENT EXTERNE. — Il consistera en des irrigations nasales fréquentes, mais avec une solution salée à dose un peu plus élevée, les croûtes étant plus épaisses. On pourra aussi prescrire des pommades ; mais le plus important sera le traitement interne.

II. TRAITEMENT INTERNE. — Conseiller le traitement mixte : sirop de Gibert et iodure de potassium, pour augmenter la dose d'iodure renfermée dans le sirop de Gibert.

Dans la forme tardive, surtout quand il y aura des gommes, on fera prendre de l'iodure de potassium, à doses croissantes jusqu'à 8 grammes. Quant aux séquestres, qui donnent une odeur plus infecte encore que celle de l'ozène, doit-on les éliminer artificiellement ? Il ne faut pas oublier qu'au niveau de l'ethmoïde, on n'est pas loin du cerveau ; la chose est possible, mais l'exécution en est délicate.

Perforation tuberculeuse. — On se trouve en présence de malheureux phtisiques, déjà bien cachectisés ; c'est un accident ultime.

Si l'état général est favorable, on pourra gratter et ruginer la lésion et appliquer ensuite du naphtol camphré ou de l'acide lactique ; c'est un bon procédé dans la tuberculose nasale primitive, mais même quand l'état général est bon, on voit se produire des récidives, et la guérison définitive, si elle est possible, exige beaucoup de temps et de patience.

PERFORATION DU TYMPAN.

Baratoux.

I. INDICATIONS. — L'emploi du tympan artificiel est indiqué dans les cas de perforation du tympan, sans perte totale des osselets.

II. CONTRE-INDICATIONS. — Il faut rejeter son usage, s'il y a inflammation aiguë ou suppuration abondante de la caisse, et quand il y a absence de l'étrier.

III. DESCRIPTION DE L'APPAREIL. — L'appareil le meilleur auquel on devrait toujours avoir recours est ainsi constitué.

On prend un disque de ouate antiseptique (à l'acide borique, à l'acide salicylique, au sublimé), que l'on a comprimé fortement de manière à lui donner une épaisseur de 1 millimètre environ et on le saisit entre les mors d'une pince, puis on l'imbibe légèrement au moyen d'une des solutions suivantes .

    N° 1. Acide borique.........................   1 gr.
          Glycérine...........................   20 —
          Alcool à 90°........................   5 —
          Eau distillée.......................   10 —

    N° 2. Sublimé corrosif....................   0 gr. 10
          Vaseline .... 100 —

    N° 3. Teinture de benjoin ....   20 gr.

On enlève l'excédent de liquide avec un papier buvard ou un morceau de toile.

On introduit alors le disque dans le conduit, en le

tenant perpendiculairement à l'axe de ce canal, et en ayant soin d'en suivre toutes les flexuosités. On le pousse ainsi jusqu'au tympan ; arrivé en cet endroit, le malade éprouve une sensation désagréable, souvent même une légère douleur, on lâche alors le disque.

On termine l'opération, en appliquant avec soin les bords de la rondelle de coton sur les restes de la membrane.

Il ne faut pas désespérer si l'on échoue dans les premières applications, car ce n'est souvent qu'après des essais multipliés que l'on arrive à placer l'instrument d'une façon favorable.

Le tympan artificiel peut rester en place pendant quelques jours sans déterminer aucun trouble ; dans certains cas même, des malades ont pu le conserver pendant plusieurs mois.

Cependant il est bon de ne le porter que pendant quelques heures au début, et de l'enlever tous les soirs, car son emploi immodéré pourrait donner lieu à des bourdonnements, à des vertiges et au retour de la suppuration.

PHARYNGO-LARYNGITE.

Castex.

Pharyngo-laryngite tuberculeuse. — Prescrire des badigeonnages énergiques à l'acide lactique.

Sous l'influence de ce traitement, la dysphagie disparaît ; l'état général se relève, le malade augmente de poids.

PHLEGMON DU LARYNX.

Merklen.

Phlegmon aigu infectieux. — La trachéotomie doit d'abord être pratiquée sous le chloroforme, pour donner lieu à l'évacuation du pus.

Le traitement consécutif consiste à donner au malade du lait et du bromure de potassium, de la poudre de salol, à la dose de 4 grammes.

Faire des irrigation de la gorge et du pharynx avec de l'eau boriquée chaude.

PHLYCTÈNE HÉMORRAGIQUE DE L'OREILLE.

Courtade.

Le traitement est subordonné au volume, à la marche, aux conditions dans lesquelles la phlyctène survient.

1° *Phlyctène récente, volumineuse, à contenu encore liquide.* — On peut, après avoir désinfecté le conduit, l'ouvrir pour laisser écouler le sang qu'elle renferme; si elle est petite ou si elle est déjà sèche, il faut s'abstenir de toute intervention; la croûte se détachera spontanément au bout de quelques jours.

Lorsque le sang continue à suinter goutte à goutte à la surface de la peau dénudée, il suffira de pratiquer le tamponnement du conduit pour mettre fin à l'hémorragie.

2° *Phlyctène apparaissant au début ou dans le cours de l'otite moyenne aiguë.* — Elle n'exige ordinairement aucun traitement autre que celui de l'affection de la caisse.

Cependant si le vertige, les bourdonnements, la douleur sont intenses, on pourra avoir recours aux dérivatifs, au repos, à la quinine, à l'antipyrine, sans négliger les moyens d'actions que nous pouvons exercer sur l'oreille moyenne par les insulflations, les lavages, quand la phase aiguë est terminée.

PHTISIE LARYNGÉE.

Voyez *Tuberculose laryngée*, page 238.

PITYRIASIS DU CONDUIT AUDITIF.

Ladreit de Lacharrière.

I. TRAITEMENT LOCAL. — Faire couper les poils qui garnissent l'entrée du conduit auditif, afin que les débris épidermiques puissent être facilement enlevés.

Puis faire, matin et soir, des injections avec de l'eau tiède, dans laquelle on ajoute X gouttes de la solution suivante, pour un demi-verre d'eau :

Eau de Cologne...................... 100 gr.
Sublimé............................. 1 —

Dans certains cas, on peut employer avec succès des lotions avec l'eau de Challes ou une solution de sulfure de sodium.

II. TRAITEMENT GÉNÉRAL. — Prescrire le bromure de potassium à l'intérieur, pour diminuer la sensation de chaleur et les démangeaisons.

PLAIES DE LA MEMBRANE DU TYMPAN.

S. Duplay.

1° Désinfecter la plaie au moyen d'injections antiseptiques poussées dans le conduit avec une grande douceur.

2° Éviter les applications de topiques.

3° Faire l'immobilisation absolue de la membrane.

La réparation de la blessure se fait d'elle-même. Il suffit, pour la favoriser, d'assurer l'immobilité de la membrane.

Pour cela, on engagera le malade à éviter de faire des efforts, de chanter, de crier, de se moucher avec force.

On protégera la membrane contre les vibrations de l'air extérieur, en introduisant dans l'oreille un tampon de coton.

Si, par exception, l'*otorrhagie* (1) prenait de l'importance, on pourrait toucher le point qui est le siège de l'écoulement sanguin, avec un pinceau légèrement imbibé de perchlorure de fer.

P. Reclus.

La réparation se fait généralement sans difficulté.

L'immobilisation de la membrane constitue tout le traitement.

On y parviendra, en recommandant au malade de ne pas crier, de ne pas éternuer et de ne pas se moucher et en faisant mettre un petit bourdonnet de ouate dans le conduit auditif.

PLAIES DU NEZ.

Tillaux.

Il est nécessaire de traiter les plaies du nez avec le plus grand soin, afin d'éviter les déformations.

On doit tenter la réunion immédiate, même dans

(1) Voir *Otorrhagie*, page 154.

les plaies contuses, pourvu que les parties ne soient
pas trop arrachées.

PLAIES DU PAVILLON DE L'OREILLE.

S. Duplay.

Plaies contuses du pavillon de l'oreille. — Essayer
de réparer les pertes de substance dont ces plaies
s'accompagnent fréquemment, par l'avivement des
bords irréguliers et la suture.

P. Reclus.

Plaies contuses du pavillon. — L'extrême vascula-
risation des tissus permet d'obtenir la réunion immédiate par simple suture, alors même que le pavillon
est presque complètement détaché et que la plaie est
contuse.

POLYPES DU CONDUIT AUDITIF EXTERNE.

S. Duplay.

L'arrachement, qu'on pratiquait avec des pinces
plus ou moins appropriées, doit être proscrit comme
dangereux, car, dans cette manœuvre aveugle, on peut
produire de graves désordres du côté de la membrane
du tympan et de la chaîne des osselets.

Il ne suffit pas d'enlever le polype ; il faut encore
ménager l'appareil de l'oreille moyenne, afin de compromettre le moins possible l'ouïe.

Employer le chlorure de zinc en solutions concen-
trées, presque saturées : il donne de très bons résultats.

Ladreit de Lacharrière.

Se servir de petites flèches formées de farine de froment, de chlorure de zinc et d'une petite quantité de morphine ; ces flèches séchées au four acquièrent une dureté qui permet de les introduire par la pression dans les tissus qu'on veut détruire.

Leur action caustique est peu douloureuse et ne s'étend pas profondément dans les tissus avec lesquels elles sont en contact. On retire les flèches après un quart d'heure d'attouchement.

Baratoux.

I. PINCE A PANSEMENT. — Pour détruire les polypes du conduit auditif externe, on a quelquefois recours à une pince à pansement, ce qui peut déterminer une hémorragie sérieuse et une lésion grave de l'oreille moyenne.

II. SERRE-NŒUD. — Il est préférable d'employer un serre-nœud. Le serre-nœud dont on se sert se compose de deux tubes accolés dans lesquels passent des fils. Ces tubes se montent sur une tige portant un anneau, auquel viennent se fixer les extrémités du fil.

En faisant glisser l'anneau, on réduit l'anse, en sectionnant ainsi le polype.

III. ANSE GALVANIQUE. — On peut encore employer l'anse galvanique, qui n'est autre qu'un serre-nœud dont le fil est rougi au moyen d'une pile ou d'un accumulateur.

Il est de toute évidence qu'avant d'extraire la tumeur, on l'anesthésiera au moyen d'une solution de chlorhydrate de cocaïne au 1/10.

IV. CAUTÈRE ET ACIDE CHROMIQUE. — Chez les personnes pusillanimes, on doit employer le procédé suivant : après avoir plongé une pointe de cautère porté au rouge dans le polype préalablement anesthésié, on y introduit une tige sur laquelle on fait fondre quelques cristaux d'acide chromique.

A la suite de cette cautérisation, il se forme une escarre qui tombe au bout de quelques jours, en entraînant ainsi le polype.

Ce moyen n'est nullement douloureux, si l'on a la précaution de faire quelques injections d'eau tiède après la cautérisation.

M. Lermoyez.

CAUTÉRISATION PAR L'ACIDE CHROMIQUE — L'acide chromique en cristaux est un caustique très énergique, et son action est très profonde ; il faut l'employer avec beaucoup de soins et éviter sa diffusion qui amènerait à coup sûr une large escarre.

Il faut proscrire l'acide dissous et l'employer sous forme de perle fondue à une basse température, une chaleur trop vive le réduisant en oxyde de chrome vert inactif.

On pourra l'appliquer deux fois par semaine, mais en limitant son action aux parties malades.

Lubet-Barbon.

DESTRUCTION PAR L'ALCOOL — Détruire le pédicule, à l'aide de l'alcool versé dans l'oreille, chaque jour pendant une demi-heure au moins.

On pourra aussi appliquer l'alcool sous la formule suivante :

    Alcool à 60°. . . . . 75 gr.
    Acide borique . . . , ... 15 —

A instiller tous les jours dans l'oreille.

Cette formule a l'avantage de créer un milieu antiseptique dans le conduit.

Gellé.

DÉSTRUCTION PAR LE PERCHLORURE DE FER. — Le perchlorure de fer est très employé pour la destruction des pédicules. Il a trois qualités essentielles : il est très efficace, peu douloureux et facilement maniable.

En outre, il respecte les tissus sains, qualité qui n'est pas à négliger dans un champ opératoire si exigu que la caisse du tympan et où il est parfois assez malaisé de borner l'action d'un caustique rigoureusement aux parties malades.

On peut l'employer soit sous la forme d'un petit enduit à l'extrémité d'un stylet, ou mieux à l'aide de petits tampons de ouate, trempés dans du perchlorure de fer liquide à 30°.

L'escarre est noirâtre et, par des injections auriculaires, il s'en détache des lambeaux qui résultent de la mortification des tissus malades.

POLYPES DES FOSSES NASALES.

Tillaux.

Polypes muqueux. — I. TRAITEMENT PAR L'EXTIRPATION. — Le seul traitement à opposer aux polypes des fosses nasales est l'extirpation avec les pinces.

1º *Éclairage.* — La principale difficulté consiste à éviter la prise de la muqueuse et des cornets avec les pinces. C'est dans ce but que l'on a conseillé d'éclairer les fosses nasales avec le miroir frontal. Ce procédé est rationnel sans doute et met sûrement à l'abri des erreurs, mais il n'est applicable qu'au début de l'opération, lorsque la fosse nasale n'est pas remplie de sang.

Lorsqu'il y a de nombreux polypes, lorsqu'ils sont petits et siègent à la partie postérieure des fosses nasales remplies de sang, ce procédé ne donne plus qu'une fausse sécurité ; il est même irréalisable parce qu'on ne voit plus rien.

2° *Toucher*. — Il est alors préférable d'agir comme on le fait dans la lithotritie pour rechercher les fragments de la pierre avec le seul secours du toucher.

3° *Technique*. — Voici comment il faut manœuvrer dans tous les cas.

Le sujet est assis sur une chaise basse, la tête renversée en arrière. La pince est introduite fermée jusqu'au niveau du polype. Les deux branches sont alors écartées l'une de l'autre. Bouchant l'autre narine, on ordonne au malade de faire une forte expiration qui a pour but de pousser le polype d'arrière en avant et de le pousser entre les mors de la pince ouverte. Les anneaux sont alors maintenus et rapprochés par le cran d'arrêt. Soutenant la pince de la main gauche, on lui imprime de la droite des mouvements de torsion sur place sans aucune traction et le polype se détache au niveau de son pédicule.

L'emploi du miroir frontal n'a qu'un seul inconvénient : la plus ou moins grande quantité de sang qui, pendant l'opération, peut gêner la vue. Ce n'est pas là une objection bien sérieuse ; en effet, il ne faut pas enlever tous les polypes dans une même séance ; par suite, si on vient à être gêné par le sang épanché, on renvoie la fin de l'opération à une prochaine séance. Du reste, le chirurgien peut très bien, à l'aide de tampons de ouate, nettoyer les fosses nasales.

La principale difficulté de ce traitement, c'est que l'on agit à l'aveugle. Divers accidents, ablation de la cloison, lésions de l'ethmoïde et des os propres du nez, ont été si souvent la conséquence de cette intervention où tout est livré au hasard, que nombre de chirurgiens sont d'avis que l'ablation des polypes est une opération des plus brutales et des plus dangereuses.

II. TRAITEMENT CONSÉCUTIF. — Le traitement consécutif est nul.

La récidive est fréquente, et c'est vainement que l'on cherche à s'y opposer, en faisant renifler des poudres d'alun, de tannin, etc., en faisant pratiquer des douches nasales avec des solutions antiseptiques.

S. Duplay.

Polypes muqueux. — Il faut : 1° enlever les polypes; 2° s'opposer à leur récidive.

1° *Enlever les polypes.* — S'armer du spéculum nasi, du miroir frontal, des pinces et du serre-nœud.

Mettre le malade dans la position de la rhinoscopie antérieure, c'est-à-dire le faire asseoir devant le chirurgien, jusqu'à ce que ses genoux touchent presque la chaise de l'opérateur et lui recommander de tenir le corps droit, la tête immobile.

Le chirurgien a sur le front le miroir, qui doit réfléchir la lumière d'une lampe, placée à droite, et dont la flamme est à peu près à la hauteur des yeux.

Relever le lobule du nez avec le pouce de la main gauche, diriger la lumière réfléchie dans le vestibule des fosses nasales.

Puis passer à l'introduction du spéculum nasi, dont la vis doit être dirigée en dehors, par rapport à l'axe du corps; c'est avec la main droite que l'on opère. Pousser l'instrument dans une direction horizontale, jusqu'à la rencontre de la paroi osseuse ; saisir alors le pavillon du spéculum de la main gauche, entre le pouce et l'index, les autres doigts restant appliqués sur le dos du nez, tourner la vis de la main droite jusqu'à ce qu'on éprouve une certaine résistance. La dilatation ne doit pas être poussée trop loin, car le malade accuse alors une vive douleur qui empêche toute intervention. Relevant ou abaissant le pavillon du spéculum, modifiant l'inclinaison de la tête du patient jusqu'au moment où on aperçoit les masses gris rosé qui encombrent les fosses nasales, recommander au malade de souffler. Cette manœuvre amène le polype mou dans la lumière du spéculum et il est facile de le saisir.

La lumière seule ou la lumière jointe à l'emploi du stylet permet assez souvent de reconnaître le point d'implantation du polype.

Procéder alors à l'extraction, soit par arrachement avec une petite pince, soit à l'aide du serre-nœud, dans l'anse duquel on cherche à faire passer le corps du polype dont on sectionnera le pédicule, en tirant sur les anneaux de l'instrument.

L'hémorragie arrive vite, après l'ablation de quelques polypes, que l'on se serve de la pince ou du polypotome. Elle s'arrête facilement.

Il n'est guère possible, à moins qu'ils ne soient peu nombreux, d'enlever en une seule fois tous les polypes qui encombrent les fosses nasales ; le plus souvent, plusieurs interventions sont nécessaires. Quand il s'agit de polypes nombreux, il faut, dans la première séance, deblayer largement les fosses nasales et quand, en faisant respirer le malade, on se sera assuré du rétablissement de leur perméabilité par l'air, on devra cesser l'intervention et dire au malade de revenir dans huit ou dix jours.

Faut-il employer l'anesthésie locale à la cocaïne ? Quand il s'agit de polypes nombreux, de grosses masses encombrant les fosses nasales, ne point faire l'anesthésie Ce que l'on veut faire disparaître, c'est la sensibilité de la pituitaire ; or, dans le cas de polypes, cette membrane n'est guère accessible, recouverte qu'elle est par la masse morbide ; l'anesthésie est donc illusoire. Mais plus tard, quand les fosses nasales seront déblayées, qu'elles ne renfermeront plus que quelques rares polypes ou des débris de polypes, la pituitaire redevenue accessible pourra être efficacement badigeonnée avec la cocaïne et l'anesthésie permettra d'opérer plus facilement.

Après deux ou trois séances, le malade ne présente plus de polypes, il se croit guéri, mais il n'en est rien ; la repullulation se fera sûrement dans un temps plus ou moins long ; il faut la prévenir.

2° *S'opposer à la récidive.* — Renoncer à la cautérisation qui est douloureuse et ne s'oppose pas mieux que d'autres moyens à la repullulation.

Faire dans les fosses nasales des irrigations abondantes avec le siphon de Weber ; ces irrigations seront antiseptiques (solutions d'acide borique) ou astringentes (solutions de tannin, d'alun) et surtout faire l'insufflation de poudres également astringentes ou caustiques (tannin, alun, ratanhia, sulfate de zinc, etc.).

Gouguenheim.

Polypes muqueux. — I. TRAITEMENT MÉDICAL. — Le traitement purement médical : tannin, alun, est toujours efficace ; les caustiques : acide chromique, chlorure de zinc, sont insuffisants et ne peuvent agir que contre de tout petits polypes.

II. TRAITEMENT CHIRURGICAL. — Le traitement sera donc surtout chirurgical ; il consistera principalement à arracher la tumeur.

1° *L'excision* consiste à saisir la tumeur, à l'aide de longues pinces et à la sectionner au bistouri ; c'est un procédé insuffisant.

2° *La cautérisation galvano-caustique* est surtout d'un bon emploi, si les tumeurs ont un pédicule épais, en raison de l'hémorragie possible.

La galvano-caustique est employée sous forme d'anse également; le fil peut être de platine, métal mou et peu commode, ou d'acier, métal qui oblige à changer de fil à chaque séance; on n'emploie d'ailleurs cette méthode que dans le cas où on a reconnu un pédicule très vasculaire; comme source d'électricité, on doit utiliser les accumulateurs, qui ont une activité constante, de préférence à la pile.

Le galvano-cautère sert surtout de traitement post-opératoire, pour prévenir les récidives, en cautérisant profondément la muqueuse.

3° L'*arrachement* à l'aide de pinces, tel qu'on l'a pratiqué autrefois, est un procédé barbare et qu'il faut repousser; on a signalé, à sa suite, des luxations de la cloison, des fractures des cornets, des écrasements et des suppurations de l'ethmoïde, des lésions du sinus, enfin des hémorragies formidables; cependant, avec des instruments perfectionnés et sous le contrôle du miroir, elle a donné de bons résultats.

4° Actuellement, on recourt surtout au *serre-nœud*; son usage est facile et avantageux.

5° L'*anse métallique*, que l'on doit employer de préférence, est une anse d'acier; les instruments de Sajous, de Krause permettent de faire ressortir l'anse après l'opération et par suite de la faire resservir, ce qui n'est pas à dédaigner quand on ne dispose pas d'un abondant matériel opératoire.

Pour opérer, on doit employer le spéculum nasal et s'aider du miroir frontal.

On glissera l'anse entre la tumeur et la cloison, bien verticalement; puis il faut la faire tourner et l'orienter de façon à engager le polype en dessous; serrer alors avec une force progressive et tirer sans trop de violence et surtout sans brusquerie.

Des séances multiples sont d'ordinaire nécessaires, car l'hémorragie consécutive est une gêne sérieuse pour continuer; elles sont d'ailleurs sans inconvénients.

Le pansement consistera en mèches de gaze iodoformée faisant tampon, suivies d'irrigations et d'insufflations nasales de poudres diverses, astringentes et antiseptiques.

H. Barth.

Les polypes du nez peuvent être la cause d'accès d'asthme, que leur ablation fait disparaître.

A. Broca.

Pratiquer l'ablation à l'aide du serre-nœud.

Gellé.

Le traitement est médical ou chirurgical.

I. TRAITEMENT MÉDICAL. — Le traitement médical peut être employé seul et suffire à la guérison; il doit toujours être mis en œuvre après le traitement chirurgical.

On emploie des poudres astringentes, la chaux, l'ocre, l'orpiment, le sulfate de zinc, l'alun, le tannin, surtout le bichromate de potasse.

II. TRAITEMENT CHIRURGICAL. — 1º *Arrachement*. — Au moyen de pinces fenêtrées spéciales, plates et solides, on contourne le corps du polype, en glissant les branches de bas en haut, le long des parois, autour de la tumeur; on tire, en imprimant à l'instrument fermé quelques mouvements de latéralité ou de rotation, et l'on arrache ainsi le pédicule.

On peut, si la tumeur fuit, la refouler en avant, entre les mors de la pince, au moyen du doigt indicateur recourbé et placé derrière le voile du palais, avec le tampon de charpie de Michon.

Une injection d'eau froide arrête l'hémorragie, rarement abondante.

En somme, une fois que la pince a pénétré dans les fosses nasales, le toucher seul guide la manœuvre. — C'est là un danger; les cornets aussi peuvent être saisis par la pince.

Après l'ablation du polype, il faut, avec la pince, sonder méthodiquement la profondeur et reconnaître si tout est enlevé.

Le retour du bruit de la respiration nasale en est un bon indice.

Dans la pratique, il faut enlever, écraser, arracher le corps du premier polype qui se présente, pour faire la voie; et l'examen au spéculum permet ensuite de trouver le pédicule et de l'extraire à son tour; cela demande plusieurs reprises et souvent plusieurs séances, mais cela est plus sûr.

2º *Ligature.* — Au moyen du *polypotome*, on extrait les polypes moyens et petits, rapidement et avec une grande sûreté.

L'anse métallique est passée sous le corps du polype saillant, portée de bas en haut, puis relevée; et le pédicule est ainsi saisi et coupé, comme le fait l'écraseur, sans qu'il y ait possibilité d'hémorragie. On recommande au sujet, avant chaque reprise, de souffler par le nez, ce qui projette le polype en avant dans l'anse qui le cherche.

Ce procédé est de beaucoup supérieur à l'arrachement.

III. SOINS CONSÉCUTIFS. — A la suite de ces opérations, il advient rarement une hémorragie sérieuse; elle est cependant quelquefois tardive. Une injection d'eau froide, une injection hypodermique d'ergotine en auront raison.

Le traitement médical par les astringents en lavages, bains, poudres, etc., est maintenant indiqué.

On devra quelquefois achever de détruire les pédi-

cules des polypes, et aussi les polypes tout petits, au
moyen de cautérisations faites avec le chlorure de
zinc, le nitrate d'argent, etc., portés sur un pinceau
trempé dans une solution concentrée de ces caustiques.

Lubet-Barbon.

Polype muqueux. — Le curettage profond du
méat moyen, après ablation des plus grosses productions, est un bon moyen de s'opposer à la reproduc-
tion des polypes.

I. INSTRUMENT. — L'instrument de choix pour enlever les petits polypes qui sont cause des récidives
futures est assurément la curette du Dr Martin. Elle
est composée d'un manche sur lequel est montée une
tige qui se termine par un crochet coupant d'arrière
en avant.

II. TECHNIQUE. — Après cocaïnisation, on gratte
avec cet instrument tout ce qui peut rester de polype;
l'opération ainsi faite est souvent très sanglante,
parce que la muqueuse a été enlevée incomplètement,
et l'on sait que c'est ainsi que se produisent les hémorragies. Elle est à peu près indolore, grâce à la
cocaïne et, si le nettoyage a été complet, les polypes
ne peuvent plus récidiver.

En même temps, si le stylet qui a fait l'exploration
après que le nez a été suffisamment cocaïnisé, fait
apercevoir un point osseux dénudé, point probablement peu éloigné de la base d'implantation du polype, il ne reste qu'à gratter cet os de façon à l'enlever et à supprimer la cause de l'affection. Le
traitement curatif est donc en même temps un traitement préservatif pour l'avenir.

Ruault.

Polypes muqueux. — Accentuer la coudure de la pince et ainsi la main qui la porte ne gêne pas pour l'examen des fosses nasales à travers le spéculum.

POLYPES DE LA LUETTE.

A. Broca.

Pratiquer l'excision de la luette à l'aide de l'anse galvanique et éviter l'hémorragie, parfois redoutable.

POLYPES NASO-PHARYNGIENS.

Verneuil.

A moins qu'il ne s'agisse d'un énorme polype, ayant envahi chez un adulte toutes les cavités de la face, auquel cas c'est la résection du maxillaire qu'il faut pratiquer, la méthode de choix pour l'extirpation des polypes naso-pharyngiens est la méthode palatine, sans restauration extemporanée.

Aux formes vasculaires, télangiectasiques, le procédé d'ablation de la mâchoire convient de préférence.

Il permet d'enlever plus vite la tumeur et met mieux à l'abri de l'hémorragie.

La trachéotomie préventive est inutile.

Paul Berger.

1. TRAITEMENT PAR LES MÉTHODES LENTES. — Les méthodes lentes sont longues, elles affaiblissent et épuisent les malades ; quelquefois il y a une longue suppuration.

L'emploi de la cure lente est quelquefois nécessaire ; toutefois, dans la majorité des cas, il vaut mieux avoir recours à l'exérèse en un temps.

II. TRAITEMENT PAR LES MÉTHODES RAPIDES. — Quand on a affaire à de gros polypes, il faut préférer généralement l'exérèse immédiate et rapide.

La voie la meilleure est la voie palatine, elle est très bénigne et très simple, sauf les cas extrêmes pour lesquels la résection du maxillaire est indispensable.

Mais cette voie palatine elle-même peut présenter des incidents traumatiques.

L'hémorragie est souvent abondante.

Si effrayante qu'elle soit par fois, cette hémorragie cède à deux moyens :

1° A la compression forte, pratiquée à l'aide des éponges (plusieur grosses éponges sont nécessaires et il faut comprimer et tamponner fortement au fur et à mesure qu'on avance dans l'opération).

On ne doit continuer l'opération que lorsque le sang est tout à fait arrêté.

Après l'opération, il faut faire le tamponnement.

2° A l'extirpation rapide et complète de ce qui peut rester de la tumeur, en allant directement au pédicule : il faut aller vite et dès que l'hémorragie menace, il faut redoubler d'activité et arracher le pédicule.

Pour opérer les polypes naso-pharyngiens, la position de Roze, dans laquelle la tête du malade tombe au delà du lit, soutenue seulement par quelques alèzes, est très bonne ; dans cette position, le sang ne peut tomber dans le larynx, et la trachéotomie préventive est inutile.

III. TRAITEMENT CONSÉCUTIF. — L'autoplastie immédiate semble difficilement applicable dans les cas où l'hémorragie est abondante et où le tamponnement est nécessaire.

Il faut de plus laisser une voie ouverte pour surveiller la récidive.

Dès que celle-ci se produit, il faut la cautériser
et dans ce cas, le succès s'obtient le plus souvent.

Quénu.

La nature anatomique de la tumeur prime toute la
thérapeutique des polypes naso-pharyngiens.

Fibromes simples. — La méthode rapide est préférable. Elle vaut, au minimum, la méthode lente.

Polypes sarcomateux. — La méthode lente est
détestable. Toute cautérisation est mauvaise.

Polypes télangiectasiques. — Ce sont de véritables
angiomes et qui guérissent bien.

L'exérèse rapide doit toujours être préférée; il faut
enlever complètement et rapidement la tumeur, en
suivant la voie maxillaire pour les tumeurs à marche
rapide, la voie palatine pour les formes bénignes.

La voie palatine est préférable d'une manière générale.

La résection du maxillaire doit être réservée aux cas
où l'on a des doutes sur l'étendue de la tumeur, ses
prolongements, sa nature sarcomateuse.

On se rend facilement maître de l'hémorragie, mais
il faut opérer vite.

Ces tumeurs saignent surtout lorsqu'elles sont télangiectasiques, qu'elles ressemblent à de vrais angiomes. Or, en pareil cas, on ne peut éviter les pertes
de sang, que quand on enlève la masse d'un seul
coup, largement, tandis que si l'on s'attarde, si l'on
coupe au travers de la tumeur, c'est alors que le
sang coule en abondance.

Quant à la restauration immédiate, il faut toujours
la pratiquer.

D'ailleurs, si on ne restaure pas immédiatement le

voile du palais, on peut voir survenir des déformations de la voûte palatine et du nasonnement.

Gouguenheim.

On peut les attaquer par la voie antérieure, s'il
n'existe pas de sténose nasale ou de déviation de la
cloison trop accentuées ; le doigt, introduit dans le
cavum, peut servir à la réduire par malaxation, et
faciliter sa préhension par les fosses nasales. On les
attaque d'autres fois par la voie postérieure ou pharyngée, directement s'ils sont procidents.

L'anse est alors introduite par l'orifice antérieur des
fosses nasales, puis tenue par un aide, lorsqu'elle
est suffisamment enfoncée : le doigt introduit dans le
rhino-pharynx est recourbé et va à la recherche de
l'anse, l'accroche, y engage le polype et l'y fixe ; il ne
reste plus qu'à serrer et à tirer.

Ces manœuvres peuvent être extrêmement difü-
ciles ; toutefois on ne recourra à la section médiane
du voile qu'à la dernière extrémité.

Verchère.

Dans tous les cas où une tumeur naso-pharyngienne est inaccessible par les voies naturelles, il
faut avoir recours à une opération préliminaire. La
voie palatine convient à l'extirpation des polypes
naso-pharyngiens ; elle n'amène que peu de difformité et doit rester largement ouverte pour pour-
suivre la destruction lente de ces polypes.

Picqué.

1° Ouvrir préalablement la trachée, pour se mettre à

l'abri des hémorragies possibles au cours de l'opération.

2º Introduire une canule-tampon de Treudelenburg et administrer du chloroforme par la canule.

3º Faire renverser la tête dans la position indiquée par Roze.

4º Inciser le voile du palais jusqu'à la luette qui doit être respectée. Inciser la muqueuse palatine.

La voûte osseuse doit être ruginée dans son tiers postérieur et cette portion osseuse sera enlevée, à l'aide du marteau et du ciseau.

5º Mettre à nu la tumeur, dont l'ablation est faite à l'aide d'une forte rugine. Le temps de l'opération est particulièrement difficile. Lorsque l'hémorragie est d'une abondance extrême, il faut l'arrêter par le tamponnement du pharynx et des fosses nasales; ce qui serait impossible sans la trachéotomie préventive.

La guérison est complète et la réparation de la voûte palatine et du voile du palais se fait sans qu'il soit nécessaire de recourir à une seconde opération autoplastique.

PULVÉRISATIONS LARYNGÉES.

J. Comby.

I. INDICATIONS. — Les pulvérisations à vapeur ne sont pas seulement indiquées dans les cas de sténose laryngée, mais aussi dans toutes les manifestations aiguës des premières voies, dans les inflammations nasales, buccales, pharyngées, laryngées, trachéales.

II. RÉSULTATS. — Les pulvérisations servent à aseptiser et à désobstruer ces cavités qui sont de véritables nids à microbes.

RÉTRÉCISSEMENTS DU LARYNX.

Hartmann.

I. TUBAGE DU LARYNX. — Pratiquer la dilatation au moyen du tubage du larynx, après cocaïnisation (1).

Procéder lentement et progressivement. Ne pas augmenter le diamètre antéro-postérieur des tubes, de plus d'un dixème de millimètre chaque fois.

Le tube est ainsi laissé en place un certain temps.

II. TRACHÉOTOMIE PRÉLIMINAIRE. — Une autre méthode, plus fréquemment employée, consiste à pratiquer la trachéotomie préliminaire, puis à dilater ensuite le rétrécissement.

III. LARYNGOTOMIE. — Contre les bourrelets cicatriciels, les adhérences des membranes, on a recours à la laryngotomie interne.

IV. RÉSECTION DU LARYNX. — Parfois on peut être conduit à pratiquer une résection partielle du larynx.

RÉTRÉCISSEMENTS DU PHARYNX.

A. Broca.

L'intervention n'est indiquée que lorsqu'il y a dyspnée ou dysphagie.

1° Débrider au bistouri de dedans en dehors:

2° Maintenir ouvert l'orifice que l'on a créé au moyen de la dilatation progressive.

(1) Voir *Tubage*, page 236.

RHINITE.

S. Duplay.

Rhinite infectieuse concomitante à une conjonctivite phlycténulaire, — Insuffler dans les fosses nasales un mélange à parties égales de camphre pulvérisé, d'acide borique et de sous-nitrate de bismuth.

Dieulafoy.

Rhinite spasmodique. — I. TRAITEMENT DE L'ACCÈS. — 1º *Au début.* — Badigeonnages des fosses nasales avec :

Chlorhydrate de cocaïne	1 gr.
Eau distillée.	20 —

2º *Pendant l'accès.* — Faire fumer au malade des feuilles de datura stramonium ou des cigarettes d'Espic.

3º *Au maximum de l'accès.* — Injection de morphine suivant la formule :

Chlorhydrate de morphine	0 gr. 10
Eau distillée	10 —

Injecter une demi-seringue pour commencer et, s'il y a lieu, un quart d'heure après, une seconde dose semblable.

II. TRAITEMENT DIATHÉSIQUE. — 1º Quinze jours par mois, faire prendre au malade de 1 à 2 grammes d'iodure de potassium.

2º Les quinze autres jours, prendre chaque matin une demi-pilule, puis une pilule de :

Feuilles de belladone pulvérisées	} āā 0 gr. 20
Extrait de belladone	

F. s. a. vingt pilules.

Avant le repas du matin, prescrire une cuillerée à café de la solution suivante :

> Acide arsénieux. . . . . 0 gr. 05
> Eau distillée. . . . . 200 —

Continuer ce traitement pendant plusieurs mois.

Constantin Paul.

Rhinite aiguë. — 1° Conseiller les fumigations aromatiques avec de l'eau de lavande ou de tilleul.

2° Si les douleurs sont trop vives, badigeonner la muqueuse nasale avec une solution de cocaïne à 1/20 ou employer les pilules suivantes :

> Aconitine cristallisée de Duquesnel . 0 gr. 001
> Bromhydrate de quinine. . . . . 0 — 50
> Extrait de réglisse . . . . Q. S.

Pour dix pilules ; à prendre dans les vingt-quatre heures.

Faire des badigeonnages de la pituitaire avec :

> Chlorhydrate de cocaïne . . . . 1 gr.
> Eau. . . . . 18 —

Rhinite chronique. — Conseiller au malade de priser les poudres suivantes :

> N° 1. Sous-nitrate de bismuth. . . . . . ⎫
> Poudre de talc . . . . ⎬ ãã 5 gr.
> Sucre. . . . . ⎭
> Camphre. . . . . 0 — 50

> N° 2. Sulfate d'atropine. . . . . 0 gr. 01
> Chlorhydrate de morphine . . . . . . 0 — 10
> Poudre de gomme arabique . . . . . 30 —

Gouguenheim.

Rhinite catarrhale aiguë. — Badigeonner la pituitaire avec la solution suivante :

Chlorhydrate de cocaïne........	1 gr.
Eau distillée...............	10 —

A la fin de la période aiguë, donner :

Benjoin pulvérisé...........	4 gr.
Sous-nitrate de bismuth........	8 —
Chlorhydrate de morphine......	0 — 10

Mêler et diviser en deux paquets. En priser un ou deux chaque jour.
Ou faire priser :

Menthol	0 gr. 20
Café torréfié............	)
Sucre blanc............	(àà 5 —

Henri Huchard.

Rhinite spasmodique. — Faire des insufflations plusieurs fois par jour, dans les fosses nasales, avec la poudre suivante :

Sulfate de quinine..........	3 gr.
Poudre de benjoin..........	6 —

H. Barth.

Rhinite spasmodique. — IT. RAITEMENT LOCAL. — 1° *Pendant l'accès.* —Badigeonnages des fosses nasales avec :

Chlorhydrate de cocaïne........	1 gr.
Vaseline................	20 —

Laisser dans les narines un tampon imbibé de :

Sulfate d'atropine............ 1 gr.
Eau distillée.............. 100 —

2º *Dans l'intervalle des accès.* — Conseiller les lavages d'eau boriquée dans les fosses nasales.

Prendre plusieurs fois par jour une prise de :

Sulfate de quinine .... } ā̃i 10 gr.
Bismuth finement pulvérisé .... }

II. TRAITEMENT GÉNÉRAL. — 1º *Pendant l'accès.* — *a)* Conseiller l'antipyrine et le sulfate de quinine, à doses massives (1 gr. de quinine à midi, 1 gr. d'antipyrine, matin et soir).

b) User avec précaution de l'aconitine (un granule de 1/10 de milligr. trois fois par jour).

2º *En dehors des accès.* — Saison au Mont-Dore.

Marfan.

Rhinite purulente infantile. — I. TRAITEMENT PROPHYLACTIQUE. — Malgré la fréquence fort douteuse du coryza purulent blennorragique, il serait prudent de redoubler de soins hygiéniques dans la toilette du nouveau-né et de faire pour les narines ce qui se fait d'habitude pour la conjonctive, c'est-à-dire un lavage méticuleux à l'eau bouillie des narines et du vestibule nasal.

La rhinite purulente survenant fréquemment à titre de complication par infection secondaire, dans le cours et la convalescence de diverses maladies infectieuses, particulièrement des fièvres éruptives, le meilleur moyen de la prévenir serait, dans le cours de ces affections, d'appliquer dans les narines de l'enfant, au moins deux fois par jour, une pommade antiseptique.

Ces précautions doivent être prises particulièrement dans la grippe, la coqueluche, la rougeole, la variole, la scarlatine, la fièvre typhoïde, et même dans le coryza aigu catarrhal, lorsqu'il se prolonge ou revêt une trop grande intensité. Il sera également prudent de faire ces applications dans le cas d'impépétigo de la face.

Cette méthode donne d'heureux résultats et évite bien des complications nasales.

J. Comby.

Rhinite spasmodique. — I. TRAITEMENT LOCAL. — 1° Badigeonnages de la muqueuse avec :

Chlorhydrate de cocaïne	0 gr. 50
Eau distillée	10 —

2° Conserver en permanence dans la narine un tampon imbibé du mélange suivant :

Beurre de cacao	1 gr.
Chlorhydrate de cocaïne	0 — 05

3° Insufflations avec :

N° 1. Poudre de benjoin	5 gr.
Sous-nitrate de bismuth	2 —
Chlorhydrate de quinine	1 —

N° 2. Acide borique	1 gr.
— salicylique	} âa 0 — 20
Sulfate de quinine	

II. TRAITEMENT GÉNÉRAL. — Alcalins et préparations iodées, donnés simultanément ou isolément.

Le Gendre.

I. PROPHYLAXIE. — Éviter la campagne, au moment

de la floraison, en mai, juin, juillet. Préférer la villégiature aux bords de la mer ou dans les montagnes.

Si le séjour à la campagne est nécessaire, on pourra préserver la pituitaire par des injections intra-nasales d'huile de vaseline ou l'introduction de petits tampons imbibés de vaseline blanche.

L'antipyrine, à la dose de 1 gramme ou 1 gr, 50, donne quelques résultats satisfaisants.

II. TRAITEMENT LOCAL. — Au moment des accès, faire dans les fosses nasales des pulvérisations de cocaïne à 2 pour 100 ou bien des insufflations avec la poudre suivante :

Chlorhydrate de cocaïne............	1 partie
Salicylate de bismuth......... ...	2 —
Sucre en poudre	3 —

III. TRAITEMENT GÉNÉRAL. — L'arthritisme est généralement cause des accidents.

C'est donc le traitement général de cette diathèse qui est indiqué ici.

Les eaux du Mont-Dore et de La Bourboule ont donné quelques bons résultats.

M. Lermoyez.

Rhinite spasmodique. — Le traitement, pour être assez efficace, doit être à la fois palliatif et prophylactique.

I. TRAITEMENT GÉNÉRAL. — Au début du paroxysme, l'antipyrine donne de bons résultats.

On donnera 1 gramme, en trois doses, à une demiheure d'intervalle.

S'il y a dyspnée, le traitement habituel de l'asthme est indiqué : teinture de belladone, combustion de papier nitré, cigarettes de datura.

On peut enrayer l'accès annuel, en faisant prendre

pendant quelques jours, à chacun des deux principaux repas, une cuillerée à café de :

Sulfate neutre d'atropine ....   0 gr. 005
 —   de strychnine......   0 gr. 02 à 0 — 04
Sirop d'écorces d'oranges amères...   400 —

II. TRAITEMENT LOCAL. — La douleur sera facilement calmée à l'aide de la cocaïne. On peut utiliser cette substance, soit sous forme de pulvérisations nasales d'une solution à 1/100, ou mieux, lorsque le traitement s'adresse à une personne que ses occupations retiennent dehors, on pourra faire priser une poudre ainsi formulée :

Chlorhydrate de cocaïne ....   0 gr. 50
Sucre de lait ....   10 —

L'inconvénient de la cocaïne est que le malade s'y habitue très vite et qu'elle reste alors sans effet.

On peut remplacer la cocaïne par l'huile mentholée en pulvérisations à 1/20 ou l'acide chromique en solution aqueuse à 1/3000.

III. PROPHYLAXIE. — 1º *Hygiène spéciale.* — *a)* Lorsque les accès reviennent irrégulièrement, la prophylaxie consistera à se mettre à l'abri de toutes les conditions nuisibles, telles que certaines odeurs, des roses, de l'ipéca par exemple.

b) Dans la forme périodique, le malade aux approches du 15 mai, moment où la campagne devient dangereuse, doit se confiner dans les villes, ne pas s'exposer au soleil, éviter le vent et ne pas sortir pendant les heures les plus chaudes. En tout cas, on pourra conseiller le port de lunettes ou de lorgnons à verres fumés, l'introduction de tampons de ouate dans les narines, les pulvérisations d'huile ou les badigeonnages de vaseline sur la muqueuse des fosses nasales, de façon à former comme un enduit isolant. Rechercher de préférence l'ombre et la fraîcheur.

Comme villégiature, on déconseillera la campagne pour donner la préférence aux bords de la mer ou à la montagne.

2° *Traitement diathésique.* — Médication anti-arthritique : alcalins, sulfate de quinine à petites doses.

Médication antispasmodique : valérianate de zinc de préférence.

Médication thermale : eaux arsénicales (la Bourboule, Mont-Dore); eaux alcalines (Royat, Ems); vapeurs sulfureuses (Luchon).

3° *Traitement nasal.* — a) *Il existe une lésion nasale apparente.* — Le traitement de cette lésion sera le vrai moyen de lutter efficacement contre la lésion; il s'agira tantôt de reséquer une crête de la cloison, tantôt de pratiquer l'ablation de polypes.

b) *Il n'existe pas de lésion nasale apparente.* — L'examen avec le stylet révèle l'existence de zones hyperesthésiques sur la muqueuse pituitaire : la cautérisation chimique ou galvanique de ces régions est indiquée.

c) *Il n'existe ni lésion nasale ni zone hyperesthésique.* — On est autorisé à pratiquer quand même les cautérisations et pour cela, on a deux procédés :

Le *procédé de Hack* : cautérisation ignée, à l'aide d'un cautère plat, limitée au cornet inférieur.

Le *procédé de Sajous* : cautérisation chimique, dans toute l'étendue de la fosse nasale. On se servira dans ce but d'acide acétique cristallisable pur.

Ce procédé moins effrayant pour le malade est pourtant plus douloureux.

D'une manière générale, on doit procéder à ces cautérisations avec grande prudence, car elles peuvent déterminer une réaction très vive.

Lubet-Barbon.

Rhinite chronique hypertrophique. -- Promener sur la muqueuse pituitaire des cristaux fondus d'acide chromique, portés sur un stylet.

Favoriser la chute des escarres par des onctions de vaseline boriquée forte à 1/5.

Employer le galvanocautère, si ces cautérisations sont insuffisantes.

Employer les eaux minérales arsenicales sulfureuses : Uriage, Saint-Christau, Eaux-Bonnes, La Bourboule, Cauterets, Allevard et surtout Châles.

Rhinite catarrhale aiguë. — 1° Faire des *insufflations* d'acide borique et priser 1/4 de milligramme d'atropine.

2° Faire des *inhalations* de menthol chauffé dans un flacon au bain-marie ou faire verser sur du papier buvard et faire respirer quelques gouttes du mélange. suivant :

Acide phénique	}	ãã 10 gr.
Ammoniaque liquide.		
Alcool à 90°		15 —
Eau distillée		10 —

3° Faire des *fumigations* avec des infusions de tilleul, de sureau.

4° Faire des *pulvérisations* de cocaïne à 1/100, avec le pulvérisateur de Richardson.

5° Faire priser de l'acide borique ou le mélange suivant :

Calomel	}	ãã 0 gr. 25
Morphine		
Bismuth		10 —

G. Lyon.

Rhinite chronique hypertrophique. — On débarrasse les fosses nasales de leurs sécrétions par des irrigations répétées plusieurs fois par jour avec de l'eau tiède, additionnée de deux cuillerées à café par litre de :

Bicarbonate de soude ....
Biborate de soude .... } àà 100 gr.

On a proposé de modifier l'état de la muqueuse à l'aide des caustiques chimiques : acide chromique, chlorure de zinc; mais c'est habituellement au galvano-cautère que l'on a recours.

S'il existe une hypertrophie partielle, faisant tumeur, on l'enlève avec le serre-nœud galvano-caustique.

Une cure à Salies-de-Béarn complète le traitement.

RHINOSCLÉROME.

Péan.

Il ne faut pas désespérer trop tôt de sa guérison; car si les moyens médicaux échouent, on peut l'aborder chirurgicalement.

L'ablation doit être exécutée comme pour les autres affections malignes qui se développent dans ces régions; mais il ne faut pas oublier, en opérant, que ces sortes de tumeurs sont extrêmement vasculaires et saignantes.

Par suite, il faut avoir soin, pendant toute la durée de l'opération, de faire l'hémostase préventive et temporaire, afin de ne pas exposer les malades à mourir d'hémorragie.

Il ne suffit pas d'enlever timidement les tissus malades; il faut opérer largement, comme s'il s'agissait d'un cancer de mauvaise nature.

Si quelque point suspect se montre dans la région opérée, il faut le détruire par la pâte de Canquoin.

C'est seulement en remplissant ces indications, que les chances de récidive peuvent disparaître.

Si les fosses nasales sont envahies par le rhinosclérome et s'il faut enlever ces organes en totalité, il est préférable de ne pas faire immédiatement la rhinoplastie; mieux vaut laisser la cavité nasale largement ouverte de façon à permettre à l'œil d'explorer facilement toutes les infractuosités de la région pendant le temps nécessaire, dût-il même être long, pour surveiller et pour attaquer directement les points suspects.

E. Besnier.

I. TRAITEMENT MÉDICAL. — Le traitement médical reste tout à fait insuffisant.

II. TRAITEMENT CHIRURGICAL. — L'opération paraît justifiée, étant donné que la maladie a une marche envahissante, qu'elle peut atteindre le larynx et produire des accidents redoutables.

Du Castel.

I. TRAITEMENT MÉDICAL. — Le traitement médical par les iodures, les alcalins, les caustiques donne peu de résultats.

II. TRAITEMENT CHIRURGICAL. — Le rhinosclérome est opérable et on doit l'opérer.

L'antisepsie du champ opératoire étant assurée, on pratiquera l'extirpation de la tumeur, dont on cautérisera la base d'implantation avec l'acide perosmique ou le sublimé à 1 pour 1000.

Si le rhinosclérome n'est plus opérable, pratiquer la dilatation mécanique des cavités nasales et laryngées avec les laminaires pour le nez et les tubes de Schrötter pour le larynx.

Castex.

A défaut d'extirpation possible, on pratiquera la dilatation des orifices respiratoires, du nez, du pharynx, et du larynx.

RHINOSCOPIE.

S. Duplay.

Rhinoscopie antérieure. — I. INSTRUMENTS. — Employer un instrument nommé *speculum nasi*, qui consiste en deux valves concaves unies par une articulation, qu'on peut au moyen d'une vis éloigner l'une de l'autre autant qu'on le veut. En achetant cet instrument, qui est de construction légère, il faut surtout voir, si vers son ouverture postérieure ses parois n'augmentent pas trop d'épaisseur.

II. TECHNIQUE. — Pour l'introduire, on saisit avec les deux mains le spéculum préalablement chauffé près de son bord postérieur : la tête du malade étant placée horizontalement. on le pousse dans une des narines suivant leur axe, c'est-à-dire d'avant en arrière et de bas en haut, jusqu'à ce qu'on éprouve une certaine résistance ; puis on le ramène un peu vers le plan horizontal et on le fixe dans cette position avec le pouce et l'index de la main gauche, pendant que les trois autres doigts de la même main prennent un point d'appui sur le dos du nez. Le pouce et l'index de la main droite font mouvoir la vis.

Il est parfois préférable d'ouvrir les valves, le spéculum étant dirigé verticalement au lieu de l'être horizontalement.

Rhinoscopie postérieure. —Dans certains cas, elle complète heureusement les renseignements fournis par la rhinoscopie antérieure.

On la pratique à l'aide d'un petit miroir circulaire et d'un abaisse-langue ordinaire. C'est par cet examen que l'on pourra explorer tout le naso-pharynx et y rechercher les traces des lésions analogues à celles que l'on voit par la rhinoscopie antérieure

Gérard-Marchand.

Pour pratiquer la rhinoscopie, il est nécessaire d'avoir un bon éclairage, assez puissant, à lumière blanche. On se sert pour cela d'une lampe électrique, ou même d'une lampe au gaz ou au pétrole dont les rayons sont concentrés et réfléchis par un miroir concave.

L'instrument employé pour l'examen des fosses nasales est le *speculum nasi*. En général, on se sert de celui de Duplay qui se compose de deux valves, dont l'une répond à la cloison, et dont l'autre, mobile, peut s'écarter et dilater la narine.

Rhinoscopie antérieure. — TECHNIQUE. — Le chirurgien est assis en face du malade, dont il relève l'extrémité du nez avec le pouce. Le miroir étant assujetti sur son front, il introduit le spéculum, la vis tournée du côté externe du corps et le pousse horizontalement jusqu'à la rencontre de la partie osseuse; puis tenant d'une main le pavillon entre le pouce et l'index, il fait, de l'autre, tourner la vis jusqu'à ce qu'il sente une certaine résistance.

On peut alors explorer la partie antérieure de la cloison, l'extrémité antérieure et la face convexe du cornet inférieur. Relevant le pavillon du spéculum, on voit le plancher, le méat inférieur, le bord inférieur et la face externe du cornet inférieur.

En faisant relever la tête au malade, on aperçoit la partie moyenne de la cloison jusqu'à la fente olfactive, la partie antérieure de la voûte, la face interne du cornet moyen, ainsi que son angle et l'entrée du méat moyen.

Rhinoscopie postérieure. — TECHNIQUE. — Le malade a la bouche ouverte en face du chirurgien.

Après s'être rendu exactement compte de l'état de l'arrière-bouche, on se sert d'un miroir analogue aux miroirs laryngiens, les rayons lumineux étant concentrés au moyen d'un miroir frontal, et on introduit alors un bon abaisse-langue, entre le voile du palais et la paroi postérieure du pharynx, aussi près que possible de cette paroi.

On peut ainsi examiner la face postérieure de la luette, le bord postérieur du voile, la cloison, les cornets, les faces latérales du pharynx nasal, l'orifice et le bourrelet de la trompe, la fossette de Rosenmüller, le pharynx nasal, l'amygdale pharyngée.

RHINOPHYMA.

Voir *Acné hypertrophique du nez*, page 16.

RHUME DES FOINS.

Voir *Rhinite spasmodique*, page 197.

SARCOME DES FOSSES NASALES.

Tillaux.

Si l'état général permet une intervention, il faut la pratiquer largement. Elle consiste à ouvrir la fosse nasale par une incision qui, partant de l'angle interne de l'œil, longe la partie externe du nez, dans le sillon, et se termine au niveau de la narine.

L'hémorragie est assez abondante; elle sera arrêtée au moyen de pinces hémostatiques.

Au besoin, pour avoir un jour plus grand, on peut sectionner la branche montante du maxillaire supérieur.

Terminer par un curettage soigneux de toute la fosse nasale, à l'aide de la curette tranchante. Le doigt introduit dans la cavité, on explorera avec soin tous les coins, de façon à reconnaître si les parois osseuses ne sont pas intéressées.

Helme.

I. TRAITEMENT PALLIATIF. — Avant de recourir aux graves opérations, on peut, au point de vue palliatif, avoir recours à divers moyens.

L'antisepsie rigoureuse des fosses nasales se fera à l'aide de lavages au chloral phényle à 10 pour 100.

Les insufflations de poudre de chlorate de potasse ont parfois amené une régression de la tumeur.

Il ne faut jamais pratiquer d'ablations partielles; ce sont là des opérations inutiles et dangereuses.

Contre les hémorragies, conviennent les injections d'eau très froide, ou les injections de chlorure de zinc de 3 à 8 pour 100. Ces injections très douloureuses seront précédées de lavages au chloral.

II. TRAITEMENT CHIRURGICAL. — Les indications du traitement opératoire dépendent du siège de la tumeur, de son mode d'implantation et de son degré de développement.

Au début, on pourra se servir de l'anse galvanique par la voie endo-nasale.

Lorsque la tumeur est d'un abord plus difficile, que la base d'implantation est plus large, il faut avoir recours aux procédés chirurgicaux d'ablation qu'on peut ramener à trois : 1° procédé de Verneuil; 2° procédé de Chassaignac; 3° procédé d'Ollier.

Quel que soit le procédé choisi, on ne devra jamais oublier, avant de commencer l'opération, le tamponnement rigoureux des orifices postérieurs des fosses nasales.

1° *Le procédé de Verneuil* (incision en **7** renversé allant jusqu'à 1 centimètre de l'obule, mais incision partant de l'extrémité inférieure de la première pour pénétrer dans les narines) convient surtout aux tumeurs de petit volume, situées sur la cloison.

2° *Le procédé de Chassaignac* consiste à établir un volet qu'on rabat sur un des côtés de la face. On fait pour cela deux incisions horizontales, une supérieure sur la racine du nez, d'un angle orbitaire à l'autre, la deuxième, inférieure, immédiatement au-dessous du nez et d'une aile à l'autre. Une troisième incision verticale réunit ces deux incisions horizontales. Suivant qu'on a besoin de plus ou moins de jour, la section des tissus sera plus ou moins profonde.

3° *Le procédé d'Ollier* convient aux tumeurs situées très en arrière. Il consiste en une incision en fer à cheval qui, du niveau postérieur de l'aile du nez à droite, remonte vers le point le plus élevé de la dépression naso-frontale, pour redescendre à gauche de la même façon, jusqu'au niveau du bord postérieur de l'aile du nez.

SPASME GLOTTIQUE.

Jules Simon.

Spasme glottique infantile. — Prescrire la potion suivante :

Alcoolature de racines d'aconit.	} àà X gouttes.
Teinture de belladone	
Eau de laurier-cerise	15 gr.
— de fleurs d'oranger.	60 —
— de tilleul.	60 —
Sirop simple.	30 —

par cuillerées à bouche, d'heure en heure.

Donner par cuillerées à café la moitié seulement de la potion, si l'enfant n'a que deux ans.

Descroizilles.

I. TRAITEMENT DES ACCÈS. — 1° Débarrasser le malade de tout ce qui peut le gêner.

Veiller à l'aération de la pièce.

2° Contre les accidents convulsifs, pratiquer des inhalations de chloroforme avec beaucoup de prudence.

3° Contre les accidents asphyxiques, employer le marteau de Mayor, la flagellation, l'électricité, la respiration artificielle.

4° On peut aussi avoir recours aux émissions sanguines locales, à la phlébotomie.

II. TRAITEMENT INTERNE. — Administrer les antispasmodiques, tels que l'asa fœtida, le musc, la valériane, l'extrait de belladone ou de jusquiame. Le calomel donne aussi de bons résultats.

III. TRAITEMENT DANS L'INTERVALLE DES ACCÈS. — Le traitement tonique est tout indiqué. L'huile de foie de morue, le sirop d'iodure de fer sont les préparations auxquelles on aura recours.

STÉNOSE LARYNGÉE.

Descroizilles.

Le traitement s'adresse surtout à la cause du rétrécissement laryngien, cause qu'il s'agira de déterminer.

Le plus souvent le rétrécissement est dû à la compression de la trachée par des tumeurs d'origine scrofuleuse ou lymphatique.

C'est donc aux toniques : huile de foie de morue, sirop d'iodure de fer en particulier, qu'on s'adressera de préférence.

SUPPURATION DES CELLULES MASTOÏDIENNES.

S. Duplay.

Si la région est douloureuse au toucher, s'il y a du gonflement œdémateux, de la rougeur, de la tension de la peau, et au bout d'un temps variable, de la fluctuation plus ou moins nette ; si avec cela, il y a des phénomènes généraux plus ou moins graves, des symptômes de méningo-encéphalite (vomissements, agitation, délire, convulsions) ou bien des symptômes d'infection purulente (frissons, fièvre, diarrhée, ictère) par suite d'une phlébite du sinus latéral ; dans ces cas, les moyens médicaux sont insuffisants.

I. TRAITEMENT PAR L'INCISION DE WILDE. — L'incision de Wilde consiste à faire à 1 centimètre en arrière de la conque, une incision profonde allant jusqu'au périoste et à attendre vingt-quatre ou quarante-huit heures ; puis, si les accidents persistent, on trépane l'apophyse mastoïde.

Cette pratique, outre qu'elle fait perdre un temps précieux, est sans avantage, car la sédation qu'on aura produite, n'empêchera pas l'abcès mastoïdien de fuser dans une direction dangereuse. En outre, elle donne lieu à des fistules mastoïdiennes.

II. TRÉPANATION. — La trépanation est la méthode de choix (1).

(1) Voir *Trépanation de l'apophyse mastoïde*, page 233.

Lubet-Barbon.

Certaines suppurations mastoïdiennes sont évacuées au dehors par la caisse et guérissent sans trépanation.

Il faut autant que possible favoriser cette évacuation au dehors.

Assurer le libre écoulement du pus, maintenir largement béante la perforation de la membrane du tympan, faire par la douche à air et le cathétérisme des balayages fréquents de la caisse et des cellules.

Contre le phénomène douleur, appliquer des sachets de glace sur l'apophyse mastoïde, faire des émissions sanguines.

La plupart du temps, ces moyens n'entraveront pas la marche de la maladie, et, si on veut les essayer, il ne faut pas le faire longtemps (1).

SYPHILIS LARYNGÉE.

Dieulafoy.

I. TRAITEMENT LOCAL. — Il n'a qu'une importance secondaire.

II. TRAITEMENT GÉNÉRAL. — Il faut toujours appliquer le traitement général, qui donne parfois de merveilleux résultats.

Gouguenheim.

L'action du traitement spécifique est rapide et efficace, tant que les lésions se bornent à l'infiltration, à l'ulcération superficielle et qu'il n'y a ni ulcérations profondes, ni nécrose des cartilages.

(1) Voir *Mastoïdite suppurée*, page 121.

SYPHILIS NASALE.

S. Pozzi.

Trois indications :

1º Faire la désinfection des fosses nasales, par les procédés habituels d'asepsie et d'antisepsie (1).

2º Pratiquer l'extirpation des séquestres.

Le manuel opératoire variera suivant les cas.

Quelquefois, il faut diviser le nez sur la ligne médiane et promener ensuite un cautère rougi à blanc dans toutes les sinuosités des fosses nasales et des sinus.

Parfois la curette de Volkmann sera nécessaire pour le curage complet des fosses nasales et l'ablation des parties nécrosées.

3º Faciliter la restauration de l'organe déformé.

Gérard-Marchant.

I. TRAITEMENT LOCAL. — Faire des applications de poudre d'iodoforme contre le chancre, des injections au permanganate de potasse contre le coryza.

II. TRAITEMENT GÉNÉRAL. — Médication spécifique mixte.

M. Lermoyez.

Syphilis nasale tertiaire. — I. TRAITEMENT GÉNÉRAL. — L'iodure peut suffire, à la rigueur; mais il est préférable de lui adjoindre le mercure.

1º *En cas de lésions superficielles*, prescrire deux cuillerées à soupe de sirop de Gibert, au moment des repas, ou mieux trois cuillerées à soupe de :

(1) Voyez *Antisepsie* et *Asepsie*, page. 24.

Bichlorure de mercure .... 0 gr. 05
Iodure de potassium .... 6 —
Alcool .... 15 —
Sirop de quinquina .... 20 —
Eau distillée .... 180 —

2° *En cas de lésions profondes,* donner séparément le mercure et l'iodure.

L'iodure, donné d'abord à la dose de 2 grammes, est rapidement porté à celle de 8 à 10 grammes, suivant son action sur la muqueuse.

Le mercure sera donné en frictions avec l'onguent napolitain (4 gr. tous les soirs).

II. TRAITEMENT LOCAL. — 1° *Il n'existe pas de séquestres.* — Dans ce cas, il faut s'abstenir d'une intervention active.

Deux fois par jour, faire des irrigations nasales de phénosalyl à 1/1000, pratiquées avec la douche anglaise. Chaque lavage sera suivi d'insufflations de la poudre suivante.

Iodol ou Aristol .... } ââ 15 gr.
Sucre de lait. .... }

Ne pas cautériser les ulcères, mais les toucher de temps à autre avec de la glycérine iodée à 1 pour 100.

Protéger l'entrée des fosses nasales contre l'action irritante des sécrétions nasales avec de la vaseline boriquée à 1/5.

2° *Il existe des séquestres.* — Multiplier avant tout les irrigations. Pour masquer la fétidité, laisser un tampon de ouate en permanence. L'indication capitale est de hâter la mobilisation et l'expulsion des séquestres, ce travail utile de réparation ne commençant que quand toutes les parties osseuses ou cartilagineuses nécrosées ont été diminuées. Le traitement général ne suffit pas, car l'infection syphilitique n'est pas seule à entretenir la suppuration, le séquestre agissant de son côté comme un corps étranger.

Après avoir cocaïnisé la muqueuse, on s'assure de son degré de mobilité et alors trois cas peuvent se présenter :

a) Le séquestre est immobile, totalement adhérent. — Il faut alors attendre que le séquestre se mobilise de lui-même. une intervention immédiate pouvant donner lieu à des accidents méningitiques ou à d'autres graves accidents.

b) Le séquestre est mobile, mais encore partiellement adhérent. — Il faut alors tenter l'extraction à l'aide d'une pince forte, à laquelle on imprime des mouvements de torsion alternant avec la traction.

c) Le séquestre est totalement détaché. — On l'extirpe, dans ce cas, soit à l'aide d'un stylet ou d'un crochet, soit en le repoussant par les narines vers le pharynx, soit en le morcellant, soit enfin à l'aide de l'opération de Rouge, au cas où tous les autres moyens auraient échoué.

TAMPONNEMENT DES FOSSES NASALES.

Félix Guyon.

Le tamponnement des fosses nasales est le moyen le plus sûr et le plus efficace de combattre les hémorragies nasales graves.

C'est là une simple application de la compression à l'épistaxis (1).

Il consiste à placer un bouchon de ouate à chacun des deux orifices, antérieur et postérieur, des fosses nasales, de façon à ce que le sang qui s'écoule remplisse l'espace intermédiaire et forme ainsi un

(1) Voir *Épistaxis*, page 83.

caillot obstruant la cavité et empêchant tout écoulement ultérieur du sang.

Lorsque l'examen local aura montré que le point de départ de l'hémorragie est très rapproché de l'orifice antérieur, le tamponnement sera inutile et un simple bourdonnet de ouate, appliqué à l'entrée des fosses nasales, suffira.

I. INSTRUMENT. — L'instrument ordinairement employé est la sonde de Belloc.

Elle consiste en une sonde de femme, à courbure plus prononcée. Les deux extrémités sont libres; du côté opposé à celui de la courbure et dans le sens de la concavité de la sonde, se trouve un anneau qui sert à introduire le doigt pour tirer la sonde. Dans l'intérieur de cette sonde, s'engage un ressort d'acier flexible, dont la courbure est plus marquée que celle de la sonde et portant à son extrémité recourbée un bouton olivaire percé d'un trou qui fait saillie à l'extrémité recourbée de la sonde. L'autre bout du ressort se visse sur une tige cylindrique qui pénètre dans la sonde par sa partie droite. Cette tige, qui dépasse un peu l'ouverture de la sonde, porte un bouton sur lequel le doigt presse pour faire saillir à l'autre bout l'olive perforée qui termine le ressort.

II. MANUEL OPÉRATOIRE. — 1° *Procédé par la sonde de Belloc.* — Avant de commencer, on s'assurera du bon fonctionnement de la sonde, puis on confectionnera deux bourdonnets de ouate. Le bourdonnet destiné à l'orifice postérieur doit être un peu serré, du volume d'une noix. A sa partie moyenne, on noue deux fils assez longs, si bien qu'on aura ainsi quatre fils qui semblent se détacher du bourdonnet. Deux de ces fils seront ramenés en avant pour être noués sur le bourdonnet antérieur, les deux autres seront ramenés entre les lèvres, pour retirer plus tard par la bouche le tampon postérieur.

L'opérateur, placé en face du malade, introduit la sonde, la concavité dirigée en bas, en rasant le plancher des fosses nasales et en ne laissant saillir à l'extrémité recourbée de la sonde que le bout olivaire du ressort. Il pénètre ainsi en arrière du voile du palais, ce dont on est averti par les mouvements réflexes de déglutition du malade. A ce moment, presser sur le bouton antérieur de la tige cylindrique. Le ressort sera ainsi poussé et le bout olivaire s'engagera dans la bouche, où on pourra l'attirer suffisamment, jusqu'à ce qu'il soit assez près pour qu'on puisse faire pénétrer les deux extrémités du fil du bourdonnet de charpie dans son orifice. Le fil étant noué autour du bouton, on ramène le tout dans l'arrière-cavité des fosses nasales, puis, par son propre volume, le bourdonnet reste arrêté à l'orifice postérieur, tandis que la sonde revient sortir par l'orifice postérieur, dans lequel on place le bourdonnet antérieur, par dessus lequel on noue les deux fils du bourdonnet postérieur, ramenés avec la sonde.

2° *Procédé par la sonde ordinaire.* — Il est facile de suppléer à la sonde de Belloc par une sonde ordinaire en caoutchouc.

La manœuvre est simple : elle consiste à introduire la sonde par l'orifice antérieur du nez jusque dans l'arrière-cavité du pharynx, d'où on la ramène dans la bouche, pour y nouer les deux fils antérieurs du bourdonnet antérieur ; après quoi, on ramène la sonde comme précédemment.

En général, on peut enlever le tampon au bout de vingt-quatre heures.

Le tampon postérieur se retire facilement par la bouche, au besoin, on le repoussera à l'aide d'une injection d'eau boriquée.

TOUCHER RHINO-PHARYNGIEN:

M. Lermoyez.

La technique de l'exploration digitale diffère chez l'adulte et chez l'enfant.

Toucher rhino-pharyngien chez l'enfant. — L'enfant résiste toujours, il faut donc savoir le contraindre par la force. Un aide prend le petit malade sur ses genoux ou plutôt l'assied sur sa cuisse droite, un peu obliquement, de façon à ce que l'occiput se place en avant de son épaule correspondante ; avec ses jambes croisées, il emprisonne solidement les pieds de l'enfant, tandis que d'autre part il lui maintient les mains. Le médecin se plaçant alors debout, à droite de l'aide et par conséquent à droite et un peu en arrière de l'enfant, immobilise la tête de celui-ci, en embrassant le menton dans sa main gauche, et il la maintient appuyée contre sa poitrine. A ce moment, il introduit doucement l'index droit dans la bouche, sa face palmaire tournée en haut; il le pousse jusqu'à l'isthme du gosier, reconnaît rapidement l'amygdale droite, l'arc palatin antérieur, puis, arrivé là, s'arrête un instant. Au contact du doigt, un réflexe énergique accole violemment le voile du palais à la paroi pharyngienne postérieure et ferme hermétiquement l'entrée du cavum. Que faire alors? Pour certains auteurs, il faut y pénétrer par effraction, recourber le doigt en crochet, l'insinuer de force sous le bord du voile et tirer bon gré mal gré celui-ci en avant.

Mais une manœuvre aussi brutale est dangereuse. Il faut, au contraire, pénétrer par surprise. Pour cela, recourber le doigt en crochet et attendre qu'un acte de déglutition se produise. On le provoque au besoin, et, au moment même où, le mouvement terminé, le voile retombe passif, on s'avance prestement pour atteindre le but.

Toucher rhino-pharyngien chez l'adulte. — Chez l'adulte, la manœuvre est plus facile. Il est toujours inutile, sinon dangereux, de faire usage de la cocaïne.

Chez l'enfant comme chez l'adulte, éviter les morsures. On a inventé des doigtiers métalliques, des gants de cuir. C'est un bagage le plus souvent inutile; il suffit de déprimer avec le pouce de la main gauche la joue gauche du malade, au niveau de l'espace triangulaire qui sépare les deux rangées de dents. On forme ainsi une sorte de coin ; à chaque tentative de rapprochement des mâchoires, le malade, qui mord la face interne de sa joue, s'arrête. Des sensations désagréables du toucher, et des sensations douloureuses de la morsure, le malade choisit les moins pénibles : il ne mord pas.

Voici le doigt dans la place. Il doit mettre à profit le très court séjour qu'il y fait. Aussi l'examen doit être méthodique. Explorer d'abord la paroi antérieure. On trouve d'abord le voile, puis le bord postérieur de la cloison nasale, crête mince, lisse, verticale. Le point de repère est important, c'est à lui qu'on doit revenir si l'on s'est égaré.

On ira ensuite aux parois latérales du cavum, à droite d'abord, et l'on trouvera ainsi successivement la gouttière naso-pharyngienne, l'orifice des trompes, qui donne la sensation du col utérin, puis le pli salpingo-pharyngien et enfin la fossette de Rosenmüller.

On ira ensuite à droite et on terminera par les parois postérieure et supérieure.

Parmi les lésions qu'on pourra ainsi reconnaître, on doit placer en première ligne les végétations adénoïdes, molles chez l'enfant, dures chez l'adulte. Puis viennent les polypes fibreux, fibro-muqueux, les hypertrophies des cornets, masses sessiles généralement bilatérales, arrondies, un peu résistantes et dont la masse grenue est finement mamelonnée.

TOUX HYSTÉRIQUE.

Ch. Bouchard.

Prescrire le sulfate de strychnine, à la dose de 5 à 6 milligrammes par jour.

TRACHÉITE.

J. Comby.

1. TRAITEMENT MÉDICAL. — Prescrire la potion suivante :

Eau distillée de menthe	60 gr.
Sirop de polygala	40 —
Eau de laurier-cerise..........	2 —
Alcoolature de racines d'aconit ...	X gouttes.
Teinture de belladone.........	X —

A prendre par cuillerées à café, d'heure en heure. Boissons chaudes. Au besoin, vomitif.

II. HYGIÈNE. — Repos au lit.

Lubet-Barbon.

TRAITEMENT PAR LES INHALATIONS DE VAPEURS DE MENTHOL. — 1° *Principe de l'appareil.* — Il est des plus simples. Il consiste dans l'emploi d'un flacon à deux tubulures, dans lequel sont contenus les cristaux de menthol; il repose sur ce fait que le menthol entre en fusion à partir de 38° environ et se résout en vapeurs après 45°. Il suffira donc de plonger la partie inférieure du flacon dans un petit vase rempli d'eau chaude ou de la chauffer avec précaution au-dessus de la flamme d'une lampe. On voit les cristaux fondre peu à peu et la partie supérieure du flacon se remplir d'une buée blanchâtre qui se dégage par les tubulures

L'une d'elles est munie d'un tube en caoutchouc terminé par un embout en verre que]le malade peut placer dans la bouche et à l'aide duquel il aspire les vapeurs qui se dégagent, mélangees a l'air entrant?par l'autre tubulure.

2° *Mode d'emploi.* — Il est bon de faire avec précaution et lentement les premières inspirations, sans cela la quantité de vapeurs de menthol serait trop considérable et pourrait donner un petit accès de suffocation au malade. Peu à peu d'ailleurs celui-ci s'habitue à doser pour ainsi dire lui-même la quantité de son aspiration.

Chaque séance doit comprendre cinq ou six aspirations et on peut recommencer à quelques heures d'intervalle.

Le menthol inhalé ainsi à une température supérieure à son point de volatilisation, entre en nature dans la trachée et se dépose sur ses parois.

3° *Indications.* — Les indications de cette médication sont les trachéites légères avec douleur et sensation de picotement à la pression de la trachée, en exceptant toutefois les trachéites des tuberculeux, qui paraissent en général mal supporter les inhalations. Il faut les conseiller dans tous les cas où il n'y a pas un état trachéal ancien et invétéré, qui est justiciable alors des injections intra-trachéales d'huile mentholée.

TRACHÉOTOMIE.

Péan.

A l'époque où j'ai fait construire la canule à trachéotomie avec mandrin par Mathieu père, les chirurgiens pratiquaient la trachéotomie de deux façons différentes.

Les uns, comme Trousseau, allaient, dans un premier temps, à la recherche de la trachée, en incisant
successivement les diverses couches qui la recouvrent
et liaient les vaisseaux, à mesure qu'ils se présen-
taient.

Les autres, comme Maisonneuve, se servaient d'un
instrument imitant l'aiguille coudée de Deschamps,
et tranchant sur sa concavité; ils ouvraient d'un seul
coup la trachée et les parties molles.

Ce dernier procédé n'est guère applicable que chez
les jeunes enfants.

Chez l'adulte, le volume des vaisseaux prétrachéaux
oblige à plus de ménagements et rend indispensable
l'opération en deux temps. C'est, en effet, pour se
mettre à l'abri des hémorragies que, de nos jours, la
plupart des chirurgiens continuent à mettre à nu la
trachée dans un premier temps et sectionnent successivement les diverses couches : quelques-uns, pour
mieux éviter la perte de sang, ont même recours
au thermocautère ou au galvanocautère. Après avoir
constaté que ces instruments ne sont pas eux-mêmes
assez sûrement hémostatiques, je les ai rejetés pour
cette opération, comme pour toutes les autres; j'ai
continué à me servir du bistouri, en me contentant
de faire le pincement temporaire des vaisseaux, méthode qui abrège la durée de l'opération et rend les
ligatures inutiles.

Toujours à la même époque, le deuxième temps de
l'opération se faisait de la façon suivante : la trachée
et la partie inférieure du larynx, après avoir été mi-
ses à nu, étaient incisées avec le bistouri, puis l'incision était dilatée à l'aide d'une pince à trois branches, telle que celles de Trousseau, de Verneuil, de
Laborde, assez largement pour qu'on puisse faire
pénétrer entre leurs mors une double canule dans la
trachée. Le placement de ces mors dilatateurs était

facile, mais ils étaient métalliques, par conséquent rigides et obturaient en partie la plaie laryngo-trachéale, ce qui gênait considérablement l'introduction des canules.

C'est alors que j'eus l'idée de transformer la canule interne en un mandrin conducteur et de disposer celui-ci de façon à ce que son extrémité libre, taillée en coin, fût assez aiguë et assez mince pour passer aisément dans la plaie faite par le bistouri et pour la dilater progressivement jusqu'à son point de jonction avec la canule externe.

A ce niveau, son volume se rapproche assez de celui de cette dernière pour qu'ils puissent tous deux s'engager sans efforts et sans secousses dans la trachée. Afin que le mandrin conducteur ne pût empêcher le passage de l'air au cours de son introduction, j'eus soin de canaliser sa portion centrale aussi largement que possible, d'où le nom de *mandrin conducteur creux aérifère*, qui lui a été donné.

Pour faciliter l'introduction du mandrin et de la canule, on peut adapter au mandrin un manche, qui guide plus sûrement la canule et permet de mieux éviter l'inconvénient, assez fréquent et si grave, d'introduire celle-ci à côté de la trachée ; ou bien on peut substituer à ce manche un autre mandrin d'un numéro supérieur ou inférieur, qui s'unit à lui en S.

Le calibre de ces mandrins diffère naturellement pour l'adulte, pour l'enfant, et même pour les différents sujets. Les mandrins réunis ont donc l'avantage de pouvoir être immédiatement utilisés l'un à la place de l'autre.

Comme on le voit, grâce au pincement des vaisseaux, grâce à ce mandrin porte-canule, j'ai notablement simplifié la technique de la trachéotomie.

C'est ce qui explique pourquoi bon nombre de spécialistes l'ont adopté, dès qu'ils l'ont connu.

Gouguenheim.

Trachéotomie chez l'adulte. — MANUEL OPÉRA-
TOIRE. — Pratiquer cette opération, en se contentant de l'anesthésie par la cocaïne.

Inciser couche par couche ; apporter dans la technique habituelle une modification qui paraît présenter quelque intérêt et qui consiste, après l'incision
des parties molles, à faire, à la partie supérieure de
la plaie, avec la pointe du thermocautère, une simple
ponction de l'aponévrose, dont la section est ensuite
complétée sur une sonde cannelée, engagée par l'orifice ainsi ouvert, jusqu'à la partie inférieure de la plaie.

Il ne reste plus alors qu'à ouvrir la trachée au bistouri.

**Trachéotomie chez les tuberculeux, les syphi-
litiques ou les cancéreux.** — Faire sur la peau, au-
dessous du cricoïde, une incision de 2 centimètres,
couche par couche.

Arrivé sur l'aponévrose du cou, ponctionner le cricoïde, à sa partie supérieure, avec la pointe du thermocautère ; introduire par cette ouverture une sonde
cannelée jusqu'à la partie inférieure de la plaie, puis
sectionner avec le thermocautère l'aponévrose ainsi
chargée sur la sonde.

Avec deux écarteurs, séparer les interstices muscu-
laires, récliner l'isthme du corps thyroïde et le plexus
veineux, puis ponctionner avec le bistouri la trachée
découverte et y introduire aussitôt la canule de Krishaber.

Cette opération, grâce au petit perfectionnement
du thermocautère, se fait aisément sans hémorragie,
et permet aux malades de se lever dès le lendemain.

**Comparaison de la trachéotomie et de la laryn-
gotomie inter-cricoïdienne.** — La laryngotomie
offre deux grands inconvénients :

1° A la suite de la laryngotomie, il persiste des troubles de phonation.

2° Lorsqu'on est amené à pratiquer la laryngotomie, il existe souvent des lésions du larynx qui font que le cartilage se fracture au moment de l'opération et c'est là une source de graves ennuis.

Il faut donc, en général, préférer la trachéotomie à la laryngotomie.

Jules Simon.

Vaporisations consécutives à la trachéotomie. — Dans un plat en fer-blanc, placé sur une lampe à l'alcool ou un réchaud, on fait évaporer de l'eau dans laquelle trempent des feuilles d'eucalyptus.

On peut aussi faire verser toutes les heures dans un plat une bouillotte d'eau bouillante ; on y jette quelques gouttes d'un mélange d'essence de térébenthine et d'essence d'eucalyptus ; on place le récipient près du lit où repose l'enfant.

L'évaporation de ces essences peut se faire sur un linge, sur du papier à filtre, ou sur un morceau de brique ou un porolithe, chauffés par la vapeur d'eau ou directement par une lampe à alcool.

De Saint-Germain.

Trachéotomie par le procédé brusque ou en un temps. — I. DISPOSITIONS PRÉOPÉRATOIRES. — En premier lieu, s'occuper de l'éclairage.

Le jour, on s'installera bien en face d'une fenêtre.

S'il fait nuit, faire multiplier les sources lumineuses, ne pas se contenter d'une seule lampe, quelque puissante qu'elle soit. Il ne faut jamais s'exposer à rester dans l'obscurité.

Au milieu de la pièce, de façon à pouvoir bien cir-

culer autour, on fera placer une petite table, assez
haute, si possible, pour n'avoir pas à se baisser trop;
un buffet de cuisine, bien propre, peut servir à cet
effet.

Demander une provision suffisante de linge, ser-
viettes, tabliers, draps, de l'amadou, du savon, du
vinaigre, un flacon d'eau-de-vie ou de rhum ou un
verre tout préparé de grog, une tasse de thé, de l'eau
froide, de l'eau chaude, en quantité suffisante, une
bouteille vide ou une bûche ronde.

On aura fait demander ou apporter une petite ma-
chine électrique pour ne pas être pris au dépourvu
par un accident, un ballon d'oxygène, des feuilles de
sinapisme, de l'éther.

Tout cela peut être apporté vivement, sans perdre
beaucoup de temps. On peut du reste avoir déjà prévenu à l'avance.

La famille partie, l'opérateur indique à ses aides
leur rôle respectif, à moins que ce ne soit chose en-
tendue au préalable.

Pour assurer l'immobilité de l'enfant, on l'enroule,
les bras le long du corps, dans un drap plié en alèze,
maintenu immobile mais non garrotté, placé sur la
table, un oreiller dur ou un drap roulé autour d'une
bouteille ou d'une bûche, mis sous le cou ou à la fois
sous le cou et sous les épaules. Lorsqu'on place ce
moyen d'élévation sous les épaules seulement, la
région sous-hyoïdienne se dérobe.

Un aide tient la tête appuyée contre lui et fait bom-
ber modérément le cou. Le même aide peut servir à
donner le chloroforme.

II. Technique. — Le larynx fixé entre le pouce
et l'index gauches, glissés de chaque côté de l'organe,
insinués entre lui et la colonne vertébrale comme pour
énucléer l'organe, le bistouri, tenu comme une plume
à écrire, on fait pénétrer l'instrument au niveau du

pli cutané, situé entre le cricoïde et le thyroïde.

D'un seul coup, tous les tissus sont sectionnés et la trachée ouverte sans reprise aucune, par une ponction pénétrant d'emblée à un centimètre et demi environ; l'incision se continue en sciant et est faite aussi longue qu'il est nécessaire. Il ne reste plus qu'à placer la canule sur le doigt mis dans la trachée, comme conducteur.

A. Sevestre.

Vaporisations consécutives à la trachéotomie. — Faire évaporer ou pulvériser, près du malade, une solution composée, presque toujours ainsi formulée :

Acide thymique..............	5 gr.
— phénique	20 —
Alcool.....................	100 —
Eau distillée	875 —

Le vinaigre de Pennès dilué, en pulvérisations, provoque facilement la toux; si l'on veut obtenir ce résultat, il pourra rendre des services, en facilitant le rejet des sécrétions qui auraient tendance à s'accumuler dans la trachée.

Hutinel.

Vaporisations après la trachéotomie. — On peut faire verser toutes les trois heures, dans des casseroles pleines d'eau, chauffées sur un fourneau de cuisine, une cuillerée à bouche du mélange suivant :

Acide phénique...............	280 gr.
— salicylique	56 —
— benzoïque	112 —
Alcool pur...................	468 —

Luc,

Trachéotomie avec chloroforme. — Il est préférable de faire la trachéotomie sous le chloroforme pour différentes raisons

1° Suppression de la douleur sur l'opéré, avantage qui, en dehors de la chloroformisation, ne peut être réalisé que dans les cas où l'on opère l'enfant à demi asphyxié et, par suite, dans de mauvaises conditions;

2° Suppression de l'agitation de l'enfant, circonstance éminemment favorable à l'opération et qui peut permettre de restreindre, autant que possible, le nombre des aides;

3° Suppression du spasme laryngé, qui est souvent, chez les enfants, la conséquence de la terreur produite par l'opération;

4° L'opération offrant, dans ces conditions, moins de difficultés, on peut se dispenser de mettre la tête dans l'extension forcée; il en résulte que l'enfant ne respire pas plus difficilement, pendant l'opération, qu'avant, de sorte que l'on n'a aucune nécessité de se presser, les cas où la mort est une question de minutes formant l'exception;

5° L'enfant ne perd pas de sang et, au moment de l'incision de la trachée, pas une goutte de sang ne tombe dans les voies aériennes, détail peut-être important, car il n'est pas impossible que le sang, qui pénètre dans les bronches, ne soit quelquefois le point de départ des foyers de broncho-pneumonie.

6° Grâce aux facilités données à l'opérateur par le chloroforme, qui lui permet d'agir sans se presser, il peut faire son incision dans la partie inférieure du cou. Or, l'introduction de la canule, le plus loin possible du larynx, a une grande importance, car il est certain que la dysphagie douloureuse est exceptionnelle dans ces conditions et que les mouvements de flexion de la tête sont peu douloureux.

7° La trachéotomie pratiquée sous le chloroforme, au lieu d'être une opération faite nerveusement, précipitamment, à l'aveugle, exposant à l'imprévu, devient une opération réglée, vraiment chirurgicale, où l'opérateur sait et voit ce qu'il fait et peut procéder avec une complète tranquillité d'esprit.

TRAUMATISMES DE LA CAISSE DU TYMPAN.

S. Duplay.

Prévenir l'inflammation secondaire.
Extraire les corps étrangers.
Faire des injections antiseptiques avec douceur, pour enlever le sang épanché et coagulé.

P. Reclus.

Extraction des corps étrangers, s'il y a lieu.
Nettoyage antiseptique de la caisse par des irrigations tièdes.

Gellé.

Faire le nettoyage au pinceau, aidé de quelques douches d'air. Un tampon de ouate bouche l'orifice du conduit ; aucune application d'aucune espèce n'est utile sur la plaie tympanique.

Recommander au blessé le repos, quelques pédiluves ; s'il y a une légère inflammation, il faudra reconnaître si quelque corps étranger n'en est pas la cause (poussières, caillot, pierre), et l'extraire.

Quelques bains d'oreilles seraient alors indiqués.

On soignera chaque complication, suivant les règles spéciales de son traitement.

TRAUMATISMES DE L'OREILLE INTERNE.

S. Duplay.

S'efforcer de prévenir autant que possible l'infection du labyrinthe, dont les conséquences pourraient
être redoutables.

Tillaux.

Profondément située, l'oreille interne est à l'abri
des blessures directes, mais les blessures indirectes
sont par contre aussi fréquentes que les fractures
du rocher. Elles ne sont alors qu'un symptôme secondaire de l'affection principale qui leur a donné lieu et
ne fournissent aucune indication thérapeutique spéciale.

TRÉPANATION DE L'APOPHYSE MASTÖIDE.

Poirier.

I. TECHNIQUE. — Pour que l'opération soit efficace et sans danger, d'après la disposition des cellules
mastoïdiennes, la trépanation doit porter sur la partie
de l'apophyse mastoïde située immédiatement en arrière du conduit auditif externe, autrement dit sur le
quadrant antéro-supérieur de l'apophyse mastoïde,
divisée par deux lignes se coupant perpendiculairement.

Premier temps. — Il consistera à décoller le pavillon
de l'oreille qui recouvre cette portion de l'apophyse.
On fera pour cela une incision de 5 centimètres dans

le sillon d'insertion du pavillon. La ligature de l'artère auriculaire postérieure et de ses branches se fera en prenant l'artère dans l'extrémité d'un ténaculum.

Deuxième temps. — Décollement du périoste.

Troisième temps. — Trépanation à l'aide du ciseau-gouge de petit rayon et du maillet. Pour bien voir ce que l'on fait, il faut enlever largement la couche osseuse superficielle, jusqu'à ce qu'apparaissent les cellules mastoïdiennes.

Dans ces cellules, pour parvenir à l'antre mastoïdien, on se servira encore de la gouge et d'une forte curette, toujours dirigée directement en dedans, parallèlement à la paroi postérieure du conduit auditif osseux et non en dedans et en avant, car le conduit auditif osseux est sensiblement transversal et fait avec le rocher un angle obtus, ouvert en avant.

la gouge et la curette pourront être enfoncées jusqu'à une profondeur de 15 millimètres, mais pas au delà (1).

II. INDICATIONS. — Les indications de la trépanation de l'apophyse mastoïde sont :

1° La mastoïdite aiguë;

2° Les inflammations douloureuses de l'apophyse mastoïde, les infiltrations avec rougeur de la peau;

3° L'œdème de la région mastoïdienne, avec saillie de la paroi postérieure du conduit auditif, dont l'incision n'amène ni écoulement de pus ni disparition des phénomènes de rétention;

4° La sensibilité de l'apophyse à la pression, sans gonflement ni signe de stagnation du pus;

5° L'imminence de complications cérébrales.

(1) Voyez *Mastoïdite suppurée*, page 121.

TUBAGE DE LA GLOTTE ou DU LARYNX.

Le Gendre.

I. INDICATIONS. — Le tubage de la glotte est indiqué, au lieu de la trachéotomie, lors du croup, dans différentes circonstances :

1° Quand l'enfant a moins de deux ans.

2° Quand la trachéotomie est refusée par les parents, alors que l'asphyxie est imminente.

3° Quand le médecin n'est pas familiarisé avec la trachéotomie ou ne dispose pas d'aides convenables.

4° Quand on ne peut compter sur des soins postopératoires suffisants.

5° Le tubage de la glotte peut encore se faire pour prévenir la trachéotomie, qui ne sera nullement rendue impossible par le tubage, si elle devient nécessaire les jours suivants.

II. INSTRUMENTS. — 1° Un *ouvre-bouche*.

2° Un manche ou *applicateur*, auquel sera adapté le tube que l'on veut introduire.

3° Un *forceps extracteur* pour retirer le tube.

4° Cinq *tubes* de dimensions graduées suivant l'âge.

5° Cinq *mandrins obturateurs* correspondant à chacun des cinq tubes.

La *longueur* du tube est telle qu'il doit occuper toute la hauteur du larynx et venir affleurer en haut la face inférieure de l'épiglotte, alors qu'en bas, il atteint presque la bifurcation de la trachée.

La *forme* est irrégulièrement cylindrique. Il est aplati latéralement, renflé à la portion moyenne et évasé à la partie supérieure.

On choisit parmi les tubes celui qui paraît le mieux

approprié à l'âge et à la taille de l'enfant. Un petit cordon de soie de 50 centimètres de long (fil de sûreté) est fixé dans un œillet du tube; l'obturateur, vissé à l'applicateur, est introduit dans le tube, et le tout est placé à portée de la main droite de l'opérateur.

III. Dispositions préopératoires. — Une personne, assise sur une chaise à dossier droit, tient sur ses genoux et contre sa poitrine l'enfant immobilisé, les coudes au corps, enroulé dans une couverture.

Une deuxième personne, debout derrière la chaise, maintient solidement la tête de l'enfant entre ses mains, placées sur les tempes.

Une troisième, placée à la gauche de l'enfant, maintient l'ouvre-bouche, quand l'opérateur l'a mis au cran, et reçoit de lui, en temps utile, les chefs du fil de sûreté.

L'ouvre-bouche est en place. L'opérateur debout devant le patient prend de la main droite l'applicateur armé du tube.

IV. Technique. — 1° *Introduction*. — L'opérateur porte au fond de la gorge l'index gauche, dont l'extrémité, après avoir relevé l'épiglotte, détermine la place de l'orifice glottique.

C'est sur la face palmaire de ce doigt que l'opérateur glisse alors l'extrémité inférieure du tube, pour la faire pénétrer dans le larynx et la trachée. A ce moment, il fait mouvoir le ressort qui dégage l'obturateur et il retire rapidement celui-ci. Son index s'assure que le tube est bien en place. Aussitôt la respiration est plus facile, la toux sonore, explosible et métallique.

On peut alors retirer le fil de sûreté, en laissant glisser l'un de ses chefs, pendant que l'index est maintenu sur la tête du tube; pour l'empêcher de ressortir.

Certains opérateurs ont préféré laisser quelque temps le fil en place, en fixant le chef sur la joue avec du collodion.

2o *Enlèvement du tube*. — Quand on veut retirer le tube, en moyenne cinq à dix jours plus tard, on place l'enfant dans la même attitude que pour l'application.

Quand l'ouvre-bouche est en position, l'index gauche va sentir la tête du tube et sert à guider sur la pulpe l'extrémité fermée de la pince d'extraction, tenue de la main droite.

Quand celle-ci a pénétré dans l'orifice du tube, on presse sur le levier qui fait diverger les lames de cette extrémité, puis on ramène à soi tout l'appareil, pendant que l'index, maintenu en contact avec le tube, prévient l'échappement de celui-ci, au cas où la pince lâcherait prise.

D'Heilly.

I. INDICATIONS. — Le tubage est indiqué chez les tous jeunes enfants qui supportent mal la trachéotomie et, en général, dans tous les cas où la trachéotomie est impossible ou dangereuse.

Le tubage est indiqué quand il existe du tirage sus et sous-sternal, quand l'asphyxie est imminente.

II. TECHNIQUE. — Le tubage s'opère sans effusion de sang et sans plaie.

Aussitôt le tube en place, le tirage cesse, la respiration se régularise et l'enfant s'endort.

III. INCONVÉNIENTS. — Les inconvénients de la méthode sont l'obturation fréquente du tube par les fausses membranes, la gêne de la déglutition, ce qui rend difficile l'alimentation.

Pour éviter la dysphagie et ses suites, on fera bien de recourir dès le début à l'alimentation systématique avec la sonde œsophagienne.

TUBERCULOSE LARYNGÉE.

Dieulafoy.

I. TRAITEMENT MÉDICAL. — Le traitement est malheureusement loin de répondre à la grandeur des maux que le médecin est appelé à soulager.

On peut cependant soulager le malade. On atténue la dysphagie par des attouchements à la cocaïne.

Quant à faire rétrocéder les lésions formées, on a peu d'espoir d'y arriver.

Partant de ce fait que la tuberculose du larynx procède presque toujours de la superficie vers la profondeur, Heryng a institué une méthode où le curettage de la muqueuse, les attouchements à l'acide lactique sont la base du traitement; c'est par l'emploi de ces moyens qu'il estime avoir guéri de leurs lésions laryngées tel ou tel de ses malades.

Mais ce traitement exige une main particulièrement exercée.

II. TRAITEMENT HYGIÉNIQUE. — On a encore la ressource d'un traitement hygiénique, et particulièrement des climats d'altitude élevée, où les tuberculeux pulmonaires et laryngés guérissent fréquemment.

Millard.

I. TRAITEMENT GÉNÉRAL. — Huile de foie de morue, vin de quinquina au bordeaux.

Sirop de phosphate de chaux.

II. TRAITEMENT LOCAL. — 1° Injections émollientes dans l'oreille.

2° Attouchements de la gorge, tous les jours, avec :

Teinture d'iode . . . . : } ââ P. E.
 —   d'aconit . . . . }

3° Gargarismes émollients.

L'emploi du chloral est contre-indiqué dans la tuberculose laryngée.

Gouguenheim.

I. Traitement médical. — Il comporte deux sortes d'indications, les unes locales et les autres générales.

1° *Traitement local*. — Il s'adresse aux symptômes que présentent le plus souvent les malades atteints de phtisie laryngée et pour lesquels ordinairement ils s'adressent aux médecins.

Ces symptômes sont au nombre de trois : 1° la *douleur*; 2° les *troubles de la voix*; 3° la *dyspnée*.

a) Douleur. — Elle peut être vive, au point de compromettre gravement la nutrition. Cette douleur est due au gonflement des replis aryténo-épiglottiques de la région aryténoïdienne et parfois de l'épiglotte.

La *cocaïne* rend d'immenses services en pareil cas. On peut l'administrer soit sous forme de pulvérisations d'une solution aqueuse, soit, ce qui est préférable, en badigeonnages. La concentration de la solution est variable suivant les âges. Chez l'enfant, on emploiera la solution au 1/20 ou au 1/10 ; chez l'adulte, on emploiera la solution au 1/5 ou au 1/3.

L'inconvénient de la cocaïne est que son action thérapeutique s'épuise trop rapidement.

C'est pourquoi on a plus davantage à se servir du *menthol*, préconisé par Rosenberg. Le menthol est à la fois antiseptique et analgésique. L'impression qu'il produit est moins désagréable que celle qu'occasionne la cocaïne.

Les *caustiques* sont également utiles pour calmer la douleur. On peut employer diverses substances :

Le *nitrate d'argent* à 1/10 ou 1/5 a l'inconvénient de fuser et d'atteindre au delà des limites voulues.

Il en est de même de l'*acide chromique*.

Le *perchlorure de fer*, utilisé par quelques médecins, ne doit pas être conseillé.

La *créosote* a une action à la fois caustique et anti-bacillaire. Mais c'est un caustique pénible, dont l'action n'est pas sûre.

Les *cautérisations au galvano-cautère* à l'aide de petits cautères à extrémité de platine munie d'un manche d'ivoire donnent de bons résultats, lorsqu'elles ne sont pas trop répétées.

b) Troubles de la voix. — Ils sont bien difficiles à corriger.

L'*électricité*, recommandée contre les paralysies glottiques, consécutives à la compression des nerfs récurrents, risque de transformer ces paralysies en spasmes.

Au début, alors que la raucité est due à l'infiltration croissante ou aux ulcérations, l'*iodoforme* réussit mais son application est difficile. Les insufflations sont préférables à la solution éthérée.

L'*acide lactique* a une action remarquable. Il cautérise les surfaces ulcérées et ne produit aucun désordre sur les surfaces saines. Aussi est-ce le médicament de choix. On peut l'employer sous forme de badigeonnages, après cocaïnisation,

Le *naphtol camphré* donne de bons résultats.

La *créosote*, l'*iodol*, l'*iode*, le *salol* sont inférieurs à ces médicaments.

c) Dyspnée. — Le seul traitement ici est la *trachéotomie*.

2° **Traitement général**. — Les calmants (opiacés, chloral) sont parfois utiles.

L'antipyrine n'est pas toujours bien supportée.

L'exalgine réussit parfois à calmer des dysphagies très pénibles.

Enfin les indications générales du traitement de la tuberculose trouvent ici leur application.

II. TRAITEMENT CHIRURGICAL. — Il peut être palliatif, ou curatif.

1° **Traitement palliatif**. — Il est dirigé contre les trois grands symptômes fonctionnels qu'on observe dans toute tuberculose du larynx : la dyspnée, la dysphagie et la dysphonie.

a) *Dyspnée*. — Deux procédés peuvent être employés : la trachéotomie ou le tubage.

La *trachéotomie* (1) peut avoir parfois des indications formelles au cours de la tuberculose laryngée, lorsque, l'état général étant d'ailleurs satisfaisant, il y a des accès de suffocation occasionnés par la sténose glottique.

Il ne faut pas croire qu'on veuille avoir la prétention de guérir radicalement un larynx tuberculeux, surtout quand le processus phymique a déjà fait des ravages étendus dans le domaine pulmonaire. Il faut se rendre compte que le tuberculeux laryngé est souvent atteint de dysphagie et de dyspnée, qu'il ne peut ni s'aérer, ni relever ses forces, en raison des douleurs intolérables que suscite le passage des aliments, et que, jusqu'à présent, on n'a lutté contre ces phénomènes que fort imparfaitement par la trachéotomie d'une part et les anesthésiques locaux d'autre part (cocaïne, menthol, etc.).

Le mode opératoire est très simple.

Après une anesthésie préalable du larynx, du pharynx et de la langue avec la cocaïne au 1/3, placer

____

(1) Voir *Trachéotomie*, page 224.

une pince emporte-pièce antéro-postérieur : une branche en arrière de la région aryténoïdienne, et l'autre en dedans du larynx, puis serrer fortement de façon à pratiquer la section des tissus; on n'a que peu d'hémorragie: la douleur est nulle.

Le malade suce de la glace pendant trente minutes et on procède à un pansement au naphtol camphré qui sera renouvelé chaque jour.

Dès le lendemain, toute douleur a disparu, et la cicatrisation complète est obtenue en trois ou quatre semaines.

Le *tubage du larynx* (1), qui a l'avantage sur la trachéotomie d'éviter l'effusion sanguine, peut, dans les cas d'asphyxie menaçante, rétablir le libre cours de l'air.

b) Dysphagie. — Ce symptôme, si douloureux et si grave, peut parfois disparaître par le traitement purement chirurgical, consistant à enlever l'épiglotte et les aryténoïdes.

c) Dysphonie. — Dans les cas où les lésions sont bien limitées, il est parfois possible de remédier à la dysphonie par l'ablation des parties atteintes.

2° Traitement curatif. — Trois opérations peuvent être entreprises contre la tuberculose laryngée :

a) Le curettage du larynx ;

b) La laryngotomie;

c) La laryngectomie.

a) Le *curettage* donne surtout de bons résultats dans les cas d'altérations laryngées bien limitées. On doit le faire suivre d'une cautérisation au naphtol camphré.

b) La *laryngotomie* est indiquée, lorsque les lésions profondément situées ne peuvent être atteintes par la voie endolaryngée.

c) La *laryngectomie*, pratiquée dans quelques cas

____

(1) Voir *Tubage du larynx*, page 237.

par certains chirurgiens, serait recommandée si la tuberculose restait définitivement localisée au larynx. Or cela est rarement vrai ; aussi les indications opératoires sont-elles des plus restreintes.

Périer.

Après curettage ou grattage du larynx, le napthol camphré donne d'excellents résultats et peut prévenir la récidive des produits tuberculeux.

P. Reclus.

La *cocaïne*, en solution à 10 pour 100, est le calmant par excellence de la douleur et de la dysphagie.

L'*iodoforme* est au premier rang parmi les substances modificatrices : on l'insuffle ou on l'applique en solution glycérinée ou vaselinée.

Les *injections sous-muqueuses*, proposées par Heryng, sont bien supportées, mais ne constituent pas un grand progrès.

Parmi les *caustiques*, dont l'usage est facilité par l'emploi de la cocaïne, l'acide lactique convient de préférence, à la dose de 50, 60, 80 pour 100, en frictions vigoureuses avec le pinceau de ouate, sur les ulcérations tuberculeuses et les végétations papillaires.

Le *galvano-cautère* est utile pour le traitement des bourgeonnements fongueux, des pseudo-polypes confluents, énormes et récidivants.

La *trachéotomie* peut être indiquée, comme palliatif, à tous les moments de l'affection. Si l'état général est bon, les lésions pulmonaires médiocres, les suites peuvent en être excellentes.

Le Gendre.

I. TRAITEMENT LOCAL. — Deux fois par jour, pul-

vérisations avec une solution phéniquée faible (1/500).
Inhalation de vapeurs de créosote.
Révulsion sur les côtés du larynx.

II. TRAITEMENT GÉNÉRAL. — Traitement hygiénique et médicamenteux de la tuberculose.

M. Lermoyez.

TRAITEMENT PAR LES INSUFFLATIONS DE MORPHINE.
— La morphine doit être directement portée *loco dolenti*.

Il faut procéder par insufflation. On doit se servir d'un lance-poudre à poire, ayant la courbure ordinaire des instruments laryngiens. On se sert d'une poudre, qui doi être très fine et conservée à l'abri de l'humidité : le sucre de lait la rend plus maniable, la gomme plus adhérente. En voici la formule :

Poudre de chlorhydrate de morphine.   }
  —   de sucre de lait. . . . . } ãã2 gr.
  —   de gomme arabique . . . . 1 —

Cette insufflation peut être faite par tout médecin, même ignorant la technique laryngologique, car il s'agit de placer le bec de l'instrument non dans le larynx, mais à son entrée. Voici comment il faut procéder.

1° *Avant l'insufflation.* — Le malade exécute une douzaine d'inspirations profondes, pour faire une provision d'oxygène qui supprime momentanément sa soif d'air.

2° *Pendant l'insufflation.* — Le malade tâche de proférer le son E, pour fermer le bas de son larynx et empêcher que la poudre aille inutilement se perdre dans la trachée. A ce moment, le médecin :

a) *S'il sait manier le laryngoscope*, introduit le miroir tenu de la main gauche et fait pénétrer, avec la main droite, le lance-poudre, jusqu'à ce qu'il dépasse le plan de l'épiglotte ; il s'arrête au moment où son extrémité antérieure vient se placer au-dessus du vestibule laryngien, et presse vivement la poire de caoutchouc.

b) *S'il ne sait pas manier le laryngoscope*, il se place juste en face du malade, de préférence debout, introduit son index gauche doucement le long du bord droit de la langue, jusqu'à la rencontre du bord droit de l'épiglotte, glisse la tige du lance-poudre sur ce doigt servant de conducteur, s'arrête, et souffle, dès qu'il a senti que son bec dépassait le rebord épiglottique.

3° *Après l'insufflation.* — Le malade, pendant une minute environ, doit respirer exclusivement par le nez, ce qui suspend immédiatement le spasme laryngé, d'ailleurs bien léger, qui pourrait se produire, et prévient une quinte de toux expulsive. Il peut ensuite, sans inconvénient, parler et tousser.

Le pansement étant fait dans la matinée, le malade pourra déjeuner une heure après, sans souffrance ; parfois la sédation ainsi obtenue se prolongera jusqu'au lendemain. Le plus souvent il y aura avantage à recommencer l'insufflation avant le repas du soir.

Cinq centigrammes de poudre composée suffisent à chaque séance.

Fauvel.

Dysphagie dans la tuberculose laryngée. — Prescrire la préparation suivante :

> Extrait d'opium . . . .   1 gr.
> Eau de laurier-cerise. . . . .   30 —

A donner par gouttes.

Castex.

I. TRAITEMENT MDICAL. — A la première période de la localisation laryngée, le mieux est de ne soumettre le malade à aucun traitement local et de se contenter des indications générales de la tuberculose.

Lorsqu'il y a des ulcérations, on aura recours aux badigeonnages d'acide lactique en solution à 1/300.

Avant de procéder aux badigeonnages, on fera bien de toucher les parties malades avec une solution de cocaïne à 1/10, portée à l'aide de la pince et d'un tampon de ouate.

II. TRAITEMENT CHIRURGICAL. — Devant l'insuffisance du traitement médical, il faut avoir recours à l'intervention chirurgicale, à la condition qu'il n'y ait pas de contre-indication fournie par l'état général.

A. *Dans les cas de tuberculose primitive*, avec lésions pulmonaires nulles ou du moins sans importance relative.

a) Si la lésion est circonscrite sous forme de tumeur, comme les pseudo-polypes décrits par Avellis, la *pince coupante* suffit, à la condition de toucher ensuite au *galvano-cautère* le lieu d'implantation de la tumeur.

b) Si les lésions sont plus étendues, en nappe, il y a lieu de recourir au *curettage*, à moins que la mobilité des parties (épiglotte, aryténoïdes) n'impose la pince coupante.

c) Si le curettage n'a pas suffi ou si les lésions sont d'un abord difficile, on envisagera l'opportunité de la *laryngotomie*, pour employer, s'il y a lieu, la variété de taille laryngée qui correspondra le mieux au siège des foyers tuberculeux.

d) La laryngotomie n'est permise que si tous les moyens précédents ayant échoué, le malade est menacé de mort par l'envahissement de la tuberculose

ou par les fâcheux symptômes de la bacillose laryngée.

B. *Dans les cas de tuberculose où les poumons et
le larynx sont atteints ensemble*, le curettage est
le moyen préférable ; il enlève les fongosités, rend
moins douloureuses les ulcérations et désinfecte en
partie le larynx des microbes variés qui l'habitent.

La trachéotomie n'est alors qu'un pis-aller, dont il
ne faut user qu'en cas d'asphyxie menaçante.

Quant aux contre-indications, elles se trouvent surtout dans l'état pulmonaire et général du malade :
tuberculose pulmonaire au troisième degré, amaigris-
sement marqué, perte des fonctions digestives, absence de sommeil, température élevée, indocilité du
patient.

Elles s'affirment d'autant plus que l'opération à
tenter est plus importante. Les cas de tuberculose à
marche rapide sont défavorables à l'opération. L'hy-
bridité (coexistence de syphilis) ne contre-indique
pas l'intervention opératoire.

En somme, le curettage souvent et la laryngotomie
quelquefois sont les deux méthodes de choix lorsque
s'impose le traitement chirurgical de la tuberculose
laryngée et c'est principalement à la deuxième période
de l'affection que ces moyens trouvent leurs indications.

Suivant les cas, on pratiquera le *curettage* ou la *laryngotomie.*

1° *Curettage.* — Les curettes simples de Krause, de
Heryng conviennent pour agir sur un point immobile
comme la partie antérieure et postérieure de la portion sus-glottique du larynx.

Pour les parties mobiles, bord libre de l'épiglotte,
sommet des aryténoïdes, il faut se servir des curettes
doubles.

Quelques soins préalables sont nécessaires avant

l'opération. Pendant cinq ou six jours, on désinfectera le larynx avec des insufflations de poudre d'iodoforme, matin et soir. En même temps, on l'insensibilisera avec la cocaïne à 20 ou 30 pour 100.

Après l'opération, on emploiera les pansements à l'acide lactique à 50 ou 80 pour 100, les insufflations d'iodoforme, les badigeonnages au naphtol camphré.

2° La *laryngotomie* peut être pratiquée de différentes manières.

a) Pour aborder la *face antérieure de l'épiglotte*, recourir à la laryngotomie transversale sous-thyroïdienne de Malgan.

b) Pour arriver sur les *parties sus-glottiques*, l'incision transversale sus-thyroïdienne de Polléis sera employée.

c) A la *région glottique* conduisent la thyrotomie verticale médiane ou la thyrotomie transversale ou verticale latérale.

d) Pour la *portion sous-glottique*, l'incision horizontale sous-cricoïdienne est préférable.

Il est bon de faire au préalable la trachéotomie préventive, mais ce n'est pas indispensable.

La laryngectomie doit être repoussée.

Le traitement chirurgical de la tuberculose laryngée donne de bons résultats ; toutefois il faut craindre les récidiveset les complications possibles, telles que le spasme de la glotte, l'infiltration œdémateuse du larynx ou la répercussion sur les poumons.

TUMEURS ADÉNOÏDES et HYPERTROPHIE DES AMYGDALES.

Dieulafoy.

I. Prophylaxie. — La première condition à

remplir pour éviter les accidents, c'est d'exposer le moins possible les enfants à la contamination tuberculeuse. La prophylaxie s'impose donc. Or, on sait que le bacille tuberculeux existe fréquemment dans les substances alimentaires, dans le lait d'abord, soit qu'il provienne d'une vache tuberculeuse, soit simplement d'une vache atteinte de mammite tuberculeuse.

Le lait cuit, mais non bouilli, les fromages même peuvent contenir le bacille de Koch encore virulent.

Les viandes même salées peuvent en renfermer également.

On voit donc combien les moyens de contagion par l'alimentation sont fréquents. La prophylaxie à y opposer est simple. C'est la cuisson, prolongée et profonde.

II. TRAITEMENT MÉDICAL. — Il faut considérer que tous les enfants portant de grosses amygdales, des tumeurs adénoïdes, peuvent être et sont souvent en effet des sujets atteints de tuberculose locale. Il faut donc les traiter comme de vrais tuberculeux, et c'est alors que doit intervenir en première ligne la médication par les substances grasses ou huileuses, l'huile de foie de morue d'abord, mais à des doses élevées. Les émulsions à base d'huile de foie de morue, les graisses, le lard, le beurre, le caviar, le foie gras, les sardines, le thon mariné sont de vrais et puissants médicaments. Les iodures et l'iode, les bains salés, la mer, les stations d'eaux salines comme Salies, Salins, sont aussi d'excellents procédés thérapeutiques.

En somme, il faut traiter médicalement les enfants atteints d'hypertrophie des amygdales ou de tumeurs adénoïdes, comme s'ils étaient des tuberculeux. S'ils ne le sont pas encore, ils ont grande chance de le devenir.

III. TRAITEMENT CHIRURGICAL. — Il est bien évident que si le traitement médical échoue, il faut recourir au traitement chirurgical qui, suivant les cas, pourra être l'ignipuncture, l'abrasion, le curettage.

Souvent il donne de bons résultats, mais il ne saurait se passer dans tous les cas du traitement médical anté et post-opératoire.

TUMEURS DE LA CLOISON NASALE.

Gouguenheim.

L'intervention chirurgicale, aussi radicale et aussi prompte que possible, s'impose.

Les procédés d'ablation sont variables et d'autant plus simples que la tumeur a été reconnue plus tôt.

Il faut agir énergiquement, dépasser les limites du mal, en respectant toutefois le squelette de la cloison, dans la mesure du possible.

Faire l'anesthésie préalable de la muqueuse avec la cocaïne.

On se servira d'un spéculum nasal, avec un éclairage suffisant pour reconnaître les limites du néoplasme.

Pour l'extirpation, on emploiera le polypotome à vis de Wilde ou même l'anse galvanique.

Après avoir enlevé la tumeur, on cautérisera son point d'implantation à l'aide du thermocautère.

Lorsque la tumeur de la cloison a pris un grand développement et envahi les cavités voisines, une intervention chirurgicale plus sérieuse deviendra nécessaire.

Pour prévenir la récidive, l'opération devra comprendre l'extirpation aussi complète que possible des ganglions sous-maxillaires.

TUMEURS DU CONDUIT AUDITIF.

S. Duplay.

Tumeurs sébacées. — Des complications nombreuses et redoutables sont à craindre, aussi l'intervention chirurgicale rapide est-elle imposée.

Deux cas peuvent se présenter :

1° *La tumeur n'est pas ouverte.* — Inciser largement, vider le contenu du kyste. Avoir soin d'enlever avec une pince la membrane d'enveloppe, pour éviter les récidives.

2° *La tumeur est ulcérée.* — Faire des lavages fréquents pour détacher la masse.

A l'aide d'instillations légèrement astringentes ou caustiques, on pourra modifier la surface interne de la poche; même de temps en temps, on pourra pratiquer des attouchements avec une solution imbibée de nitrate d'argent ou de chlorure de zinc.

Kirmisson.

Tumeurs sébacées. — 1° Incision de la membrane d'enveloppe du kyste et évacuation du contenu.

2° Attouchements à l'aide de cautérisations au nitrate d'argent ou au chlorure de zinc.

TUMEURS DU LARYNX.

Ed. Schwartz.

Tumeurs bénignes. — I. TRAITEMENT PALLIATIF. — Pratiquer la trachéotomie ou la laryngotomie inter-cricoïdienne, en cas d'asphyxie imminente.

II. TRAITEMENT CURATIF. — L'ablation est le seul traitement radical. Il y a deux méthodes d'ablation :

la méthode endolaryngée et la méthode extralaryngée:

1° *Méthode endolaryngée.* — Elle consiste à aller, guidé par l'examen laryngoscopique, détruire la tumeur sur place par la cautérisation chimique ou potentielle, ou l'extirper par arrachement, écrasement, raclage, excision ou incision.

Cette méthode convient à la majorité des polypes siégeant au-dessus ou au niveau des cordes vocales. Il faut pour cela :

a) Que leur base d'implantation soit peu considérable.

b) Que leur volume ne soit pas tel qu'ils remplissent le larynx et puissent donner lieu, à un moment donné, à une suffocation mortelle.

c) Qu'ils soient uniques ou peu nombreux.

Les résultats sont très favorables.

L'opération est inoffensive; elle n'expose à aucune complication immédiate ou consécutive, et la voix peut à leur suite reprendre son intégrité fonctionnelle.

La méthode endolaryngée est donc l'opération de choix dans tous les cas où elle est praticable.

2° *Méthode extralaryngée* — Elle comprend la laryngotomie partielle ou totale.

Cette opération est peu grave; il est rare qu'elle entraîne un rétrécissement du larynx, mais la voix reste en général troublée.

Tumeurs malignes. — I. TRAITEMENT CURATIF. — Les opérations endolaryngées et les laryngotomies exposent à des récidives rapides.

L'extirpation du larynx, totale ou partielle, est plutôt indiquée, mais elle donne des résultats peu encourageants.

II. TRAITEMENT PALLIATIF. — La trachéotomie peut devenir utile en cas de dypsnée ou de suffocation.

TUMEURS NASO-PHARYNGIENNES.

Quenu.

1° Les opérations préliminaires, ligature ou trachéotomie, sont inutiles dans les résections des maxillaires supérieurs ou dans l'hémisection du maxillaire inférieur.

2° La ligature des deux carotides externes semble une opération rationnelle avant l'ablation de certains polypes naso-pharyngiens, dont on a reconnu la vascularité; cela au point de vue de l'hémostase.

3° La trachéotomie préventive paraît indiquée dans certains cas de tumeurs naso-pharyngiennes ou de tumeurs du voile du palais s'accompagnant de troubles respiratoires pendant le sommeil.

4° La trachéotomie préventive est très recommandable, associée à la ligature de la carotide externe, dans les opérations pour cancers étendus de la langue et du plancher de la bouche, non afin de sauvegarder la respiration pendant l'acte opératoire, mais pour isoler les voies pulmonaires d'un foyer de contamination.

TUMEURS DE LA TRACHÉE.

Hartmann.

Tumeurs bénignes. — Pratiquer l'extirpation de la tumeur, à l'aide d'une pince ou d'une curette, en se créant un chemin par la trachéotomie.

Renverser la tête en bas et en arrière, pendant l'opération, pour éviter la chute du sang dans les bronches.

Tumeurs malignes. — Le traitement est purement palliatif.

La trachéotomie convient dans les cas où le cancer est haut placé.

Lefert. — Maladies du larynx.   15

TYMPAN ARTIFICIEL.

Voyez *Perforation du tympan*, page 173.

ULCÉRATIONS DU LARYNX.

Coupard.

Ulcérations superficielles. — Toucher, deux fois par semaine, les ulcérations avec de la ouate hydrophile, imbibée de la solution suivante :

Chlorure de zinc...............	1 gr.
Eau distillée	50 —

Faire des badigeonnages du larynx, une fois par semaine, avec la solution :

Antipyrine....................	4 gr.
Eau distillée....................	12 —

Insensibiliser le larynx par la cocaïne.
Faire des pulvérisations avec :

Fluorisilicate de soude............	0 gr. 40
Analgésine....................	4 —
Eau distillée....................	500 —

ULCÉRATIONS NASO-PHARYNGIENNES.

Tillaux.

Ces ulcérations reconnaissent le plus souvent pour cause la syphilis.

I. TRAITEMENT LOCAL. — 1° Attouchements avec de la teinture d'iode, ou du nitrate d'argent.

2° Douches nasales liquides.

II. TRAITEMENT GÉNÉRAL. — Médication spécifique.

VARICES SAIGNANTES DU LARYNX.

Poyet.

Cautériser le vaisseau lésé avec l'anse galvanique.

VÉGÉTATIONS ADÉNOÏDES DU PHARYNX NASAL.

A. Broca.

Végétations adénoïdes du naso-pharynx. — Les végétations adénoïdes sont-elles toutes de même nature? Y en a-t-il de tuberculeuses? Peuvent-elles récidiver?

Certains auteurs ont pensé qu'il fallait différencier les végétations adénoïdes simples, tuberculeuses et syphilitiques.

Il faut réserver le nom de *végétations adénoïdes* à l'hypertrophie lymphoïde simple, et ajouter qu'il peut exister dans le cavum certaines productions végétantes, tuberculeuses, syphilitiques et peut-être épithéliomateuses, dont le diagnostic différentiel est souvent obscur.

Parmi ces productions végétantes, quelle est la fréquence des lésions tuberculeuses? La chose est discutée. D'après Lermoyez, cette tuberculose végétante est possible, mais rare.

Pour les végétations adénoïdes vraies, la récidive doit s'expliquer par le développement de fragments non enlevés. La preuve en est qu'elle a lieu surtout, en bas et à gauche, là où le coup de curette est plus difficile à donner. Aussi des deux facteurs, nature de la lésion et maladresse de l'opérateur, c'est au second qu'il faut faire la plus large part.

I. Traitement médical. — Quoi qu'on en ait prétendu, ni les attouchements médicamenteux, ni les bains de mer ne sont efficaces.

II. Traitement chirurgical. — Sauf chez les enfants au-dessous d'un an, que l'on doit opérer à la pince, se servir toujours du couteau de Gottstein, selon la technique classique.

Lorsqu'il existe une hypertrophie amygdalienne concomitante, en faire l'ablation au bistouri, instrument infiniment préférable à l'amygdalotome. On peut presque toujours tout faire en une séance, à condition de commencer par l'amygdalotomie, de façon à n'être pas gêné par le sang, dans la prise des tonsilles.

L'anesthésie est souvent, sinon indispensable, au moins utile; le bromure d'éthyle, donné à doses massives, suffit.

L'indication opératoire est formelle, quand il y a des signes d'obstruction nasale, de coryza chronique, d'inflammation auriculaire.

Le Gendre.

I. Traitement général. — Combattre le lymphatisme, la scrofule.

II. Traitement local. — Destruction du tissu morbide soit avec l'instrument tranchant, soit avec la cautérisation ignée.

M. Lermoyez.

1° *Si les végétations sont peu volumineuses*, il ne faut pas faire d'intervention chirurgicale.

Appliquer un traitement général intensif, et prescrire un séjour prolongé au bord de la mer ou une cure thermale saline ; et ensuite donner de l'huile de foie de morue et une suralimentation, suivant la formule connue.

2° *Si les végétations sont abondantes*, les enlever le plus complètement possible pour rétablir la respiration nasale.

Puis, instituer le traitement médical.

C'est dans cet ordre que doivent se succéder les différentes phases du traitement : opérer d'abord, et ensuite prescrire le traitement thermal ou marin ; car, c'est après l'opération que l'état général a le plus besoin d'être soutenu, ne fût-ce que pour empêcher et retarder les récidives qui tendent à se produire après l'ablation des végétations adénoïdes tuberculeuses.

Hermet.

L'intervention opératoire peut avoir des suites graves, aussi n'est-elle indiquée que dans un certain nombre de cas.

Elle s'impose lorsque les végétations ont provoqué des troubles graves, tels que arrêt du développement physique et intellectuel de l'enfant, inaptitude au travail, céphalalgies persistantes, difficultés considérables de la respiration, avec menace de suffocation, diminution de l'acuité auditive par suite d'otite catarrhale à répétition, otite moyenne suppurée, hypertrophies lymphoïdes très volumineuses déterminant une salivation abondante et donnant au malade un air hébété.

Il faut s'abstenir d'opérer lorsque les végétations sont peu volumineuses, que la croissance de l'enfant est normale, qu'il n'existe pas de céphalalgie ni d'accident du côté de l'appareil auditif.

Il est inutile d'intervenir vers l'âge de 18 ans, à moins d'indications formelles et urgentes, car, à cette période de la vie, les végétations adénoïdes subissent généralement un processus d'involution spontanée qui supprime les symptômes gênants de l'affection et les conséquences graves qu'elles peuvent entraîner.

Quoi qu'il en soit, lorsqu'on a décidé d'opérer, il faut agir avec prudence, surtout chez les hémophiles.

Chez les cardiaques, on ne se servira pas du bromure d'éthyle (1).

VERTIGE AURICULAIRE.

Gellé.

Le vertige est très fréquent dans to les les affections auriculaires, et c'est un des symptômes que le traitement fait dès l'abord disparaître.

Au début des otites, il est facile à éloigner.

Dans les vieilles surdités, ou dans les otites chroniques sèches, il a plus de ténacité : il est plus sujet à la récidive chez les rhumatisants et les goutteux ; cependant il cède au traitement général de l'affection.

On traitera d'abord l'état congestif du naso-pharynx, puis l'obstruction des trompes, la réplétion de la caisse, le ramollissement et l'enfonçure extrême du tympan par « relaxation », toutes causes de compression du labyrinthe.

L'état diathésique (goutte, hémorroïdes, ménopause) qui entretient la congestion céphalique, sera soigné par un traitement approprié (drastiques, colchique).

L'état nerveux sera soulagé par le bromure de potassium à doses élevées, les douleurs péri-auriculaires par l'atropine en instillations dans le méat. L'hydro-

(1) Voyez *Adénoïdite*, page 18.

thérapie est indiquée chez les névrosiques ; la vie à la campagne chez les hyperesthésiques (ouïe douloureuse, vertige au bruit).

VERTIGE DE MÉNIÈRE.

Tillaux.

On peut recourir aux révulsifs derrière l'oreille.

On a donné, sans résultat bien évident, le sulfate de quinine, à la dose de 1 gramme par jour, ou le salicylate de soude, à la dose de 2 grammes par jour.

Il est préférable de donner 10 centigrammes, par jour, de quinine et de prolonger son emploi assez longtemps.

J. Comby.

Vertige de Ménière chez l'enfant. — 1° Au moment des paroxysmes, faire garder au malade la position horizontale.

2° Prescrire le sulfate de quinine, de la façon indiquée par Charcot.

N° 1. Sulfate de quinine .... } ãã 0 gr. 10
     Extrait de quinquina........ }

En une pilule ; deux pilules par jour.

N° 2. Valérianate de quinine ....   4 gr.
     Extrait de racines d'aconit......   1 —
     —   mou de quinquina......   5 —

Pour quarante pilules ; deux ou trois pilules par jour.

3° Révulsions sur l'apophyse mastoïde, au moyen de mouches de Milan.

M. Lermoyez.

Faire usage de la solution suivante :

Nitrate de pilocarpine. . . . .   0 gr. 10
Eau distillée . . . .   10 —

Faire l'injection, chaque matin à jeun. Le malade gardera le lit pendant l'injection et tant que dure la crise sudorale, c'est-à-dire environ deux heures. Commencer par 0,004 milligrammes et augmenter de 0,001 milligramme tous les deux jours.

Au bout de quinze jours, les vertiges disparaissent complètement.

Gellé.

I. Traitement médical. — Le traitement spécial du symptôme vertige de Ménière est tout empirique.

L'*iodure de potassium* est le médicament ordonné par la plupart des auteurs, dans le vertige de Ménière et avec des résultats divers : en tout cas, il ne doit pas être oublié, surtout dans certaines diathèses (goutte, rhumatisme, syphilis), on doit l'ordonner à doses fortes et pendant longtemps

On a recommandé le *nitrite d'amyle* et le *bromure d'éthyle*.

Le *nitrate de strychnine*, en injections sous-cutanées, à la dose de 1 milligramme à 2, trois fois la semaine, est recommandable.

La *médication révulsive*, locale, n'est point du tout à dédaigner, et les ventouses scarifiées à la nuque, la sangsue Horteloup, les pointes de feu surtout (avec le cautère électrique) sur l'apophyse mastoïde, ou sur la nuque et le long de la colonne cervicale, rendent évidemment service.

L'*électrisation révulsive sur le lobule*, l'*électrisation* du *sympathique cervical et des plexus nerveux* de l'estomac peut conduire à une amélioration durable (courants induits).

On emploie souvent les substances médicamenteuses qui possèdent une action élective sur l'oreille, le *sulfate de quinine*, le *salicylate de soude*. Tous deux agissent fortement sur l'appareil de l'ouïe, sur le pharynx, sur sa circulation, et sur l'état nerveux et diathésique (goutte, rhumatisme), qui s'associe le plus souvent au vertige de Ménière : aussi, l'effet thérapeutique est-il des plus heureux. La valeur curative de ce traitement a modifié totalement le pronostic du vertige de Ménière.

1° *Sulfate de quinine.* — Le sujet en prend, chaque jour, 40 à 60 centigrammes, pendant huit jours : puis, la deuxième semaine, de 0 gr. 60 à 1 gramme, si c'est possible, par prises de 10 à 20 centigrammes, qui sont en général très bien supportées.

Au bout de quinze jours, un repos de quinze jours, puis, reprise, en augmentant souvent la dose; on dépasse rarement 1 gramme par jour.

Le sulfate de quinine accroît le bourdonnement d'oreilles les premiers jours et on prévient au besoin le malade qu'il doit supporter cette exagération passagère. Il est rare que la quinine ne soit pas tolérée. La quinine anesthésie le centre sensoriel et décongestionne toute la tête ; elle enlève ainsi les troubles vertigineux, l'agoraphobie et les grands accès.

Le seigle ergoté, à la dose de 0 gr. 60 à 1 gramme par jour, est associé avantageusement au sulfate de quinine.

Il faut souvent prolonger le traitement pendant des mois, pour vaincre le vertige.

2° *Salicylate de soude.* — Ce médicament est bien supporté par la plupart des sujets : il est excellent dans la forme de vertige, dite *état vertigineux* : il accroît les sonneries et abasourdit le sujet; son action est assez rapide, et il réussit là où la quinine n'a pu modifier le mal ; on donne de 1 à 2 et 3 grammes par jour aux repas, en plusieurs fois ; on continue également par séries graduées, coupées d'intervalles de repos.

II. TRAITEMENT CHIRURGICAL. — Lorsque les substances précédentes ont été ordonnées sans résultat, il faut pratiquer la *perforation du tympan* avec le cautère électrique, dans le but de faire diminuer la pression intra-labyrinthique et de s'opposer, au moyen de la cicatrice consécutive, à l'enfonçure du tympan, cause mécanique de la compression du labyrinthe dans de nombreux cas d'otites chroniques.

Cette opération a paru augmenter le chiffre des vertiges améliorés et agit rapidement. Des malades repris de vertige, sont venus d'eux-mêmes la réclamer.

III. TRAITEMENT DES AFFECTIONS CONCOMITANTES. — Le traitement de l'affection concomitante de l'oreille moyenne doit tenir une grande place dans les préoccupations du médecin, de même que celui des états congestifs, si fréquemment observés dans le pharynx et les fosses nasales, dans les cas de vertige de Ménière.

FIN.

TABLE DES AUTEURS.

Besnier (E.).

Bouchard (Ch.).

Broca (A.).

Brocq.

Capitan.

Castex.

Catrin.

Championnière (Lucas).

Chantemesse.

Chaput.

Chatellier.

Comby (J.).

Coupard.

Courtade.

Descroizilles.

Després (Arm.).

D'Heilly.

Dieulafoy.

Du Castel.

Dujardin-Beaumetz.

Duplay (S.).

Fauvel.

Felizet.

Garnault.

Gellé.

Gérard-Marchant.

Gouguenheim.

Hutinel.

Joal.

Jullien (Louis).

Kirmisson.

Ladreit de la Charrière.

Le Dentu.

TABLE DES MATIÈRES.

ANGERS, IMP. BURDIN ET Cⁱᵉ, 4, RUE GARNIER.

BONNAFONT (J.-P.). — **Traité théorique et pratique des maladies de l'oreille et des organes de l'audition.** 2° *édition*, 1 vol. in-8, avec 43 figures. . . . . 10 fr.

BROWNE (Lennox). — **Traité des maladies du larynx, du pharynx et des fosses nasales,** traduit par le Dr Aimé. Préface par le Dr Gouguenheim, médecin de Lariboisière, 1891. 1 vol. in-8, de 650 p. avec 212 figures et pl. col . . . . 12 fr.

CHEVALLET. — **Traitement des fractures du nez par l'appareil plâtré.** 1 vol. gr. in-8, 67 pages et 3 planches. . . 2 fr.

COLLET (J.). — **Étude sur les végétations adénoïdes du pharynx nasal.** 1886, 1 vol. gr. in-8, 100 pages . . . . 2 fr.

CZERMAK (J.-N.). — **Du laryngoscope et de son emploi en physiologie et en médecine.** 1 vol. in-8, avec 2 planches et 31 figures. 3 fr. 50

FERROUD (P.). — **L'intubation du larynx chez l'enfant et chez l'adulte.** 1894, 1 vol. gr. in-8. . . . . 3 fr. 50

GELLÉ (E.). — **Précis des maladies de l'oreille,** comprenant l'anatomie, la physiologie, la pathologie, la thérapeutique, la prothèse, l'hygiène, la médecine légale, la surdité et la surdimutité, les maladies du pharynx et des fosses nasales. 1 vol. in-8 de 788 pages, avec 157 figures . . . . 9 fr.

LABIT (G.). — **Diagnostic des affections de l'oreille.** 1893, 1 vol. gr. in-8, 115 pages. . . . . 3 fr.

MANDL (L.). — **Hygiène de la voix parlée ou chantée,** suivie du formulaire pour le traitement des affections de la voix. 1 vol. in-16 de 320 pages . . . . 3 fr. 50

RIANT. — **Hygiène des orateurs,** hommes politiques, magistrats, avocats, prédicateurs, professeurs, artistes et des personnes destinées à parler en public. 1 vol. in-16 de 276 pages. . . . . 3 fr. 50

ROBIN (Albert). — **Des affections cérébrales consécutives aux lésions non traumatiques du rocher et de l'appareil auditif.** In-8, 160 pages . . . . 3 fr. 50

SCHWARTZ (Ed.). — **Des tumeurs du larynx.** 1 vol. gr. in-8, 294 p. avec figures. . . . . 6 fr.

SESTIER. — **Traité de l'angine laryngée œdémateuse.** 1 vol. in-8 . . . . 7 fr. 50

TROUSSEAU et BELLOC (H.). — **Traité pratique de la phtisie laryngée,** de la laryngite chronique et des maladies de la voix. 1 vol. in-8, avec 9 planches, figures noires. . . . . 7 fr.
— Figures coloriées . . . . 10 fr.

TURCK (Ludwig). — **Méthode pratique de laryngoscopie.** 1 vol. in-8, avec 1 pl. et 20 figures. . . . . 3 fr. 50

www.ingramcontent.com/pod-product-compliance
Ingram Content Group UK Ltd.
Pitfield, Milton Keynes, MK11 3LW, UK
UKHW022158120726
13694UKWH00002B/352